CONTRIBUTION A L'ÉTUDE
DU CANCER PRIMITIF DU FOIE

DU
CANCER MASSIF
DU FOIE

PAR

LE DR A. GILBERT

INTERNE MÉDAILLE D'OR DES HÔPITAUX
LAURÉAT DE L'ACADÉMIE DE MÉDECINE, MEMBRE DE LA SOCIÉTÉ ANATOMIQUE

PARIS

G. STEINHEIL, ÉDITEUR

2, RUE CASIMIR-DELAVIGNE, 2

1886

DU

CANCER MASSIF

DU FOIE

PARIS

TYPOGRAPHIE GEORGES CHAMEROT

19, RUE DES SAINTS-PÈRES, 19

DU

CANCER MASSIF

DU FOIE

PAR

LE DR A. GILBERT

INTERNE MÉDAILLE D'OR DES HÔPITAUX

LAURÉAT DE L'ACADÉMIE DE MÉDECINE, MEMBRE DE LA SOCIÉTÉ ANATOMIQUE

PARIS

G. STEINHEIL, ÉDITEUR

2, RUE CASIMIR-DELAVIGNE, 2

1886

INTRODUCTION

Nous nous proposons de décrire dans ce travail une forme particulière de la carcinose primitive du foie à laquelle l'épithète de massive convient indiscutablement. Cette forme n'est pas seulement remarquable par ses caractères anatomiques; elle offre une évolution clinique qui lui est propre, et constitue pour ainsi dire une maladie spéciale. Brièvement mentionnée par MM. Cornil et Ranvier et par Rindfleisch dans leurs *Traités d'anatomie pathologique*, par M. Rendu dans le *Dictionnaire de Dechambre*, par Schüppel dans l'*Encyclopédie de Ziemssen,* par Murchison dans ses *Leçons cliniques*, et par différents observateurs, elle n'a jamais été l'objet d'une étude détaillée et distincte. Nous nous efforcerons de combler cette lacune en fondant notre description sur un certain nombre de faits inédits et sur diverses observations puisées dans les *Bulletins* de la Société anatomique, dans la *Gazette hebdomadaire des sciences médicales de Bordeaux*, dans la thèse de Wulff, l'ouvrage de Murchison, et les *Leçons de clinique médicale* de M. Picot.

Si nous avions réussi à mettre en lumière les traits distinctifs du *cancer massif*, le mérite en reviendrait moins à nous-même qu'à notre cher maître M. Hanot, qui a bien voulu nous associer à ses recherches sur la pathologie hépatique, et qui nous a engagé à extraire ce travail d'une Étude générale des néoplasies du foie, que nous devons publier en commun prochainement.

DU

CANCER MASSIF DU FOIE

ANATOMIE PATHOLOGIQUE

Étude macroscopique.

Le cancer primitif du foie se montre sous deux aspects dissemblables : tantôt il est disséminé sous la forme de nodosités distinctes, et tantôt il est constitué par une masse néoplasique uniforme; en d'autres termes, il est *nodulaire* ou *massif*.

Le cancer nodulaire primitif ne peut être différencié du cancer nodulaire secondaire d'après le seul examen macroscopique du foie.

Le cancer massif représente au contraire la forme véritablement caractéristique du carcinome hépatique primitif. Dans aucun cas il ne peut être confondu avec le cancer secondaire, qui toujours apparaît formé de nodosités séparées. Lorsqu'on le découvre à l'autopsie, il est donc inutile de scruter tous les viscères pour y chercher la localisation cancéreuse initiale. C'est dans le foie qu'elle gît, et si, par exception, les autres organes contiennent des nodosités carcinomateuses, celles-ci doivent être considérées, non comme antérieures, mais comme postérieures au cancer hépatique.

I

A l'examen extérieur, le foie qui est le siège du cancer massif n'offre ni la déformation, ni les bosselures, que l'on a l'habitude d'assigner au carcinome de ce viscère. Il apparaît hypertrophié dans ses différentes parties constituantes, ou plus particulièrement dans un de ses lobes, au point d'atteindre les poids de 10, 15, ou même 19 livres. Sa surface reste lisse (1), et sa forme reproduit celle de la glande hépatique normale. Sa coloration ne se modifie point, ou devient par places jaunâtre ou marbrée. Ainsi, — nous le répétons à dessein, — le cancer massif laisse au foie sa forme, sa surface lisse, et souvent aussi sa teinte habituelles, pour ne se traduire extérieurement que par l'augmentation de son volume et de son poids.

Il faut sectionner l'organe malade selon son grand axe, pour bien juger de la nature et de l'étendue des lésions qui l'occupent.

Il apparaît alors, dans sa presque totalité, transformé

(1) Exceptionnellement la surface du foie peut être légèrement ondulée.

en une masse néoplasique de consistance molle ou lardacée, fournissant par le raclage une quantité variable de suc cancéreux.

Le lobe hépatique droit est le lieu d'élection de cette masse, qui y reste limitée ou qui simultanément s'étend au lobe carré, au lobe de Spiegel et au lobe gauche.

Dans la majorité des cas la masse cancéreuse s'avance jusqu'à la capsule de Glisson. Parfois elle en reste uniformément séparée par une mince bande de tissu sain, qui lui forme une sorte d'enveloppe ou d'écorce. Avec notre maître M. Hanot, nous donnons à cette dernière variété du cancer massif la désignation de *cancer en amande*.

La néoplasie présente une teinte uniformément blanchâtre, grisâtre ou jaunâtre, et plus rarement un aspect marbré dû à l'alternance d'îlots irréguliers blancs et foncés. Son centre n'est presque jamais ramolli, comme le centre des nodosités cancéreuses de grande dimension, primitives ou secondaires; il semble, le plus souvent, que ses différentes parties constituantes soient de même âge, aient apparu simultanément, et non qu'elles aient subi un développement successif et centrifuge. Sa périphérie se continue d'ordinaire brusquement avec le parenchyme du foie, qui paraît plus ou moins tassé et qui peut contenir quelques nodosités aberrantes. Lorsqu'elles existent, celles-ci enlèvent au type que nous étudions quelque chose de sa pureté, mais elles ne suffisent point à effacer ses traits distinctifs.

Il est au contraire des faits, qui relient le cancer nodulaire au cancer massif, où l'on voit, autour d'une masse relativement peu étendue, graviter des nodosités nombreuses et bien développées; ces faits constituent à pro-

prement parler une variété *intermédiaire* et ne rentrent
point dans le cadre de notre description.

Les voies biliaires et les ramifications vasculaires intra-
hépatiques subissent constamment un certain nombre de
modifications, dont l'étude est inséparable de celle des
lésions histologiques du foie. Les conduits biliaires extra-
hépatiques demeurent inaltérés, ainsi que les gros troncs
artériels et veineux qui abordent le foie. La vésicule peut
contenir une bile décolorée.

Les ganglions lymphatiques du hile, les ganglions
gastro-hépatiques, péripancréatiques, prévertébraux et
médiastinaux, aboutissants des lymphatiques descendants et ascendants du foie, subissent fréquemment la
dégénérescence cancéreuse.

Les nodosités secondaires font défaut dans la majorité
des cas. Cependant le cancer massif peut envahir par
contiguïté le rein droit, s'ensemencer sur la séreuse
péritonéale et lancer dans les veines sus-hépatiques des
embolies spécifiques, susceptibles de se greffer dans les
poumons et de s'y développer.

La périhépatite, si commune dans le cancer nodulaire,
à cause de la situation superficielle et immédiatement
sous-péritonéale d'un certain nombre de nodosités cancéreuses, est rare, au contraire, dans le cancer massif. Il
en est de même de l'ascite. La rate est habituellement
augmentée de volume.

La thrombose veineuse, les œdèmes et hydropisies,
dont le dernier terme est l'anasarque, ainsi que toutes les
altérations organiques et humorales qui sont l'expression
de la cachexie cancéreuse, peuvent enfin accompagner le

cancer massif comme les autres modalités du cancer en
général et du cancer hépatique en particulier.

OBSERVATION I

(Budin., *Bull. Soc. anat.*, 1874, p. 22.)

Cancer massif de la totalité du foie.
Carcinose secondaire des ganglions prévertébraux.

Jean Baptiste, 48 ans, né à Saint-Jean-de-Lay (Haute-Loire).
Étant enfant à l'âge de 4 ou 5 ans, cet homme reçut un vio-
lent coup de pied de cheval au niveau de la région frontale du
côté droit, immédiatement au-dessous de l'arcade sourcilière.
Il reste à ce niveau une cicatrice courbe, longue de 0ᵐ,05 environ, et un enfoncement de la paroi osseuse. Plus tard,
en 1848, il reçut une balle qui lui traversa de part en part
le sommet du poumon droit. On voit encore au-dessous de
la clavicule une cicatrice arrondie et déprimée, qui représente l'orifice d'entrée du projectile. En arrière, un peu au-
dessous de l'épine de l'omoplate existe une cicatrice cruciale
due aux incisions pratiquées pour extraire la balle qui faisait
saillie sous la peau en cet endroit. Pas d'antécédents syphili-
tiques. Cet homme, qui était autrefois terrassier et quelque
peu buveur, travaillait depuis plusieurs mois dans les égouts
de Paris; il s'adonna davantage alors aux alcooliques et il
raconte qu'il était presque constamment dans un état de
demi-ivresse.

Le 8 décembre 1873, il fut admis à l'hôpital Saint-Antoine,
et placé au nᵒ 20 de la salle Saint-Étienne dans le service de
M. le Dʳ Gombault. Il se plaignait surtout d'éprouver depuis
le 28 novembre précédent, c'est-à-dire depuis dix jours, une
douleur au niveau du creux épigastrique et du foie, douleur
qui s'irradiait dans l'épaule du côté droit. Interrogé, il dit
avoir éprouvé en 1866 une douleur analogue dans l'hypo-

chondre droit, douleur qui disparut après l'application de 12 ventouses scarifiées. Plus tard, il rendit par la bouche une certaine quantité de sang et cet accident se renouvela trois années de suite à la même époque. Lorsque le 28 novembre il se sentit souffrant, il se présenta à l'hôpital Beaujon ; on lui fit appliquer 8 ventouses scarifiées sur le côté droit. Cette application le soulagea momentanément, mais il survint de la fièvre, de la dyspepsie, des troubles gastriques qui le décidèrent à demander son admission dans un autre hôpital.

En l'examinant on trouve, au sommet du poumon droit et en arrière, de la matité, une respiration soufflante et du retentissement de la voix. Du côté de l'abdomen, la pression est douloureuse au niveau de l'épigastre et surtout au niveau de l'hypochondre droit. Il n'existe ni ictère, ni ascite, ni trace de circulation collatérale. On perçoit la matité du foie depuis $0^m,03$ environ au-dessous du mamelon jusqu'à 2 travers de doigt au-dessous du rebord inférieur des fausses côtes. Pas d'albumine dans les urines. Il existait, au niveau de la base du cœur et au premier temps, un léger bruit de souffle sous le sternum.

Loin de s'améliorer, l'état du malade s'aggrava de jour en jour ; il s'amaigrit, la fièvre persista de plus en plus intense, de la dyspnée survint et dix jours environ après son entrée on sentait le bord libre du foie qui arrivait un peu au-dessous de l'ombilic. Les douleurs persistèrent et devinrent très violentes : on dut faire matin et soir des injections morphinées. Vers le 24 décembre, le foie descendait au-dessous de l'ombilic et constituait une énorme tumeur à surface très lisse, non bosselée, à bord inférieur d'une régularité parfaite qui remplissait la cavité abdominale. Il n'était survenu ni vomissements ni ictère, mais à cette date apparaissait un œdème généralisé du membre-inférieur gauche. L'état général alla en s'aggravant, de la diarrhée survint, et le malade succomba dans la nuit du 27 au 28 décembre.

Autopsie. — Pratiquée le 29 décembre.

Crâne. — On trouve sur la face externe du frontal un enfoncement long de 5 centimètres environ, mais c'est surtout à la face interne de cet os, qu'on constate des particularités intéressantes. Il est altéré dans une étendue de 48 millimètres. En allant d'avant en arrière on trouve : *a*, une cicatrice fibreuse ayant 23 millimètres de long et mesurant 9 millimètres dans sa plus grande largeur; *b*, puis il existe un pont osseux ayant 10 millimètres seulement de longueur sur 4 millimètres de long; *c*, ensuite on trouve une seconde lamelle fibreuse de 9 millimètres de longueur sur 4 millimètres de largeur; *d*, enfin une portion osseuse de 6 millimètres seulement de longueur. La cicatrice est donc à la fois osseuse et fibreuse. Il existe en outre des stalactites osseuses : il semble que la paroi cranienne a été enfoncée et c'est sur le bord inférieur, fortement repoussé vers la cavité du crâne, qu'elles se sont développées. Ces stalactites, au niveau des lames fibreuses au-dessous desquelles elles siègent, mesurent jusqu'à 11 millimètres dans leur plus grande hauteur. Au niveau du pont osseux, elles ont à peine 3 millimètres d'élévation. Ces stalactites adhéraient aux méninges, et pénétraient les circonvolutions. Au pourtour la substance du cerveau avait son aspect normal; le malade n'avait du reste présenté pendant la vie aucun trouble des fonctions cérébrales.

Poumons. — Au sommet du poumon droit il existait des adhérences très solides : la cicatrice cutanée était mobile et nullement reliée aux tissus sous-jacents (muscles, séreuse). En essayant d'extraire le poumon, il se déchira et on découvrit que le sommet de l'organe n'était plus représenté que par un détritus grisâtre infiltré de sels calcaires. Le reste des poumons était sain : congestion hypostatique dans les parties déclives.

Cœur. — Rien dans le péricarde. Valvules auriculo-ventriculaires saines. Épaississement d'une des valvules sigmoïdes de l'aorte et plaque calcaire peu étendue, mais très saillante à l'origine du vaisseau artériel.

Cavité abdominale. — Le foie est excessivement volumineux. Sa surface est lisse, régulière, présentant une teinte rouge parsemée de taches blanchâtres. Il pèse 5 kilogr. 330 gram. Sa forme générale ne diffère en rien de celle du foie à l'état normal ; il est seulement considérablement hypertrophié. Des coupes faites dans l'épaisseur de l'organe permettent de constater suivant les points des aspects différents qui sont : 1° une teinte générale gris-blanchâtre accompagnant une consistance lardacée du tissu ; 2° des traînées jaunâtres qui représentent le tissu hépatique disséminé au milieu de la masse totale ; 3° des noyaux arrondis plus ou moins volumineux, ramollis quoique non diffluents et de couleur violacée ; 4° dans certaines parties une accumulation de points noirs, hémorrhagiques, de la grosseur d'une tête d'épingle. La vésicule biliaire était normale. L'estomac, le duodénum, le pancréas, l'épiploon étaient sains. Au-devant de la colonne vertébrale, on trouve une masse ganglionnaire, bosselée, du volume d'un œuf paraissant de nature cancéreuse. La rate avait un volume double de celui qu'elle présente normalement ; il existait de petits infarctus sur les bords en deux ou trois points différents.

Le rein droit était augmenté de volume, congestionné ; le rein gauche avait subi presque complètement la dégénérescence graisseuse ; il n'était pas atrophié.

La veine fémorale, les veines iliaques externe, interne et primitive gauches étaient volumineuses et complètement oblitérées par un caillot noir et peu adhérent, si ce n'est dans le voisinage de la réunion des deux veines iliaques primitives. Le canal de l'iliaque primitive droite était libre, mais la veine cave inférieure, à son origine, était à demi oblitérée.

L'examen histologique montra qu'il s'agissait d'un carcinome encéphaloïde ou médullaire du foie. Sur des coupes traitées par le pinceau, on constate l'existence d'un stroma alvéolaire dont on a facilement chassé les éléments cellulaires. Dans l'épaisseur même des travées conjonctives existe un certain nombre de cellules, indice de l'active prolifération dont la tumeur était le siège.

OBSERVATION II

(Inédite. — Communiquée à M. Hanot par M. Brissaud.)

Cancer massif des lobes hépatiques droit et gauche.

Henri Miess, 60 ans, palefrenier, entré le 23 mars 1881 à l'hôpital de la Charité, salle Saint-Jean, n° 8, dans le service de M. Féréol.

Histoire clinique. — Mère morte à 62 ans; père mort à 65 ans.

Le malade est resté quatorze ans en Afrique, où il a contracté la fièvre intermittente et une diarrhée qui a duré plusieurs mois. Il a eu cinq enfants, dont deux seulement vivent encore aujourd'hui. Habitudes alcooliques. Pas de syphilis.

Depuis trois mois, c'est-à-dire depuis la fin du mois de décembre 1880, les digestions sont laborieuses; elles sont suivies de renvois fétides, de pyrosis, de nausées et de vomissements alimentaires. Les vomissements, d'abord intermittents, se sont ensuite répétés après chaque repas. En même temps est apparue une diarrhée tenace. Dans le flanc droit s'est développée une tumeur dure et lisse, gênant les mouvements et la respiration. Le malade s'est affaibli de jour en jour, et a dû cesser son service le 22 janvier.

Il a été soigné chez lui jusqu'au 23 mars par un des médecins de la Compagnie des omnibus. A cette date il est entré à l'hôpital avec le diagnostic de cancer du pylore.

Aujourd'hui, trois mois et demi environ après le début des accidents, on trouve le malade dans l'état suivant :

État d'émaciation et de cachexie très prononcé. Teinte jaune paille des cancéreux. Pas d'ictère. La peau est sèche et rugueuse. Le développement relativement considérable de l'abdomen attire tout d'abord l'attention. On voit émerger sous le rebord des fausses côtes une tumeur énorme ayant la forme du foie. Elle descend à 3 travers de doigt au-dessous de l'ombilic du côté droit ; du côté gauche elle descend moins bas ; au niveau du creux épigastrique, on perçoit une sorte d'étranglement qui semble répondre au ligament suspenseur, et séparer nettement le lobe droit du lobe gauche du foie. La tumeur offre une surface dure et lisse, sans la moindre bosselure. Le bord inférieur du foie est épais et lisse dans toute son étendue. La matité hépatique commence à 1 travers de doigt au-dessus du rebord des fausses côtes. Le foie, douloureux à la pression, subit les saccades de la toux. Pas d'ascite. Les parois du ventre sont un peu épaisses.

28 mars. — Pour la première fois, depuis son entrée à l'hôpital, le malade a vomi deux cuvettes de sang en caillots. Il mange deux portions. Pas de frissons ni de fièvre.

1er *avril.* — Vomissements abondants. Légère teinte subictérique des conjonctives.

2 avril. — Une ponction exploratrice, pratiquée avec un trocart de petit calibre, donne issue à un peu de sang noir. L'aiguille reste immobile au milieu de la masse hépatique.

5 avril. — Dyspnée. Vomissements alimentaires. Constipation opiniâtre.

16 avril. — Affaiblissement. Fièvre le soir. Vomissements permanents. Diarrhée. Lavements de peptone.

18 avril. — Ventre extrêmement douloureux. Le moindre attouchement de l'abdomen fait pousser des cris au malade. L'hypertrophie du foie est de plus en plus considérable.

Les symptômes vont en s'aggravant jusqu'au 2 mai, jour où le malade meurt à sept heures du matin.

Autopsie. — Elle a été pratiquée le 3 mai, vingt-quatre heures après la mort.

Le foie pèse 1920 gram. Sa face supérieure est lisse, et ne présente point de tumeurs marronnées. Le lobe droit et le lobe gauche sont envahis par un néoplasme d'un blanc jaunâtre, formant deux grosses masses de chaque côté du ligament suspenseur. Les limites de la zone dégénérée sont assez nettes, mais non en saillie. Le néoplasme, à droite, a le volume des deux poings ; à gauche il est moitié moindre.

Sur la face inférieure du foie il existe trois ou quatre nodosités cancéreuses de la grosseur d'une noix environ. Ces dernières font un peu relief et présentent nettement la dépression centrale en cupule. Incisées, elles montrent un tissu jaunâtre, un peu rose, mollasse, et donnant au raclage un suc crémeux assez épais.

Les masses principales, fendues par une incision transversale, font voir une cavité centrale assez grande pour loger une mandarine dans la plus grosse des deux tumeurs, une noix dans la plus petite. Ces deux masses ont par suite une certaine ressemblance avec une noix de coco ouverte. Leur partie extérieure est formée par la même substance jaunâtre qui constitue les tumeurs plus petites. Leur cavité centrale contient une sorte de mucus épais et jaunâtre.

Le tissu du foie est, en dehors de la néoplasie, d'un brun rouge assez foncé, sans aucune trace de teinte ictérique.

La vésicule biliaire a des parois épaissies ; elle est remplie d'une bile non colorée ; elle n'offre aucune trace de cancer.

Le péritoine est sain. Pas d'ascite. L'estomac et le tube digestif sont sains. La rate est petite et dure. Les reins sont normaux. Les ganglions mésentériques sont inaltérés.

Dans les poumons, lésions de bronchite chronique. Pas de tubercules, et pas de nodosités cancéreuses. Pas d'épanchement dans les plèvres.

OBSERVATION III

(FOURESTIÉ, *Bull. Soc. anat.*, 1874, p. 38.)

*Cancer massif — en amande — du lobe droit
et d'une partie du lobe gauche du foie.*

Ce malade est entré dans le service à une période déjà très avancée de sa maladie. Voici les renseignements qui nous ont été fournis par ses enfants. Il est âgé de 53 ans. Depuis

18 ou 20 ans il était très sujet à la diarrhée qui, à plusieurs reprises, a occasionné près de quarante garde-robes par jour. Interrogé sur les habitudes alcooliques de son père, le fils nous a répondu que, durant son séjour en Alsace, il buvait beaucoup de vin blanc.

Vers le 10 ou 15 septembre dernier, il s'aperçut que ses jambes commençaient à gonfler autour des malléoles ; depuis ce moment l'œdème a gagné peu à peu les cuisses, et l'abdomen s'est distendu d'un épanchement considérable de liquide dans la cavité péritonéale, mais il paraît certain que l'œdème des membres inférieurs a précédé l'ascite. Il n'a jamais eu d'ictère, jamais de douleur dans la région hépatique, jamais d'hémorrhagie d'aucune espèce.

A son entrée dans le service, le malade était déjà dans un état cachectique très avancé ; le scrotum et les membres inférieurs étaient œdématiés; la paroi abdominale, distendue par une quantité considérable de liquide, présentait sur sa moitié droite une circulation superficielle complémentaire très développée, se dirigeant du pli de l'aine vers l'hypochondre droit.

A ce moment il était impossible d'examiner l'état du foie ; cependant on pensa qu'on avait affaire à une cirrhose de cet organe. Après une première ponction qui donna issue à plus de vingt litres de liquide, on put constater que le foie ne dépassait pas le rebord des fausses côtes et ne remontait pas plus haut qu'à l'état normal. Après cette exploration du foie, rapprochée des antécédents alcooliques du malade et de l'absence de douleurs dans le côté droit, M. Féréol crut devoir persister dans son diagnostic de cirrhose du foie. On fit une deuxième ponction et le malade mourut quelques jours après.

Autopsie. — L'aspect extérieur du foie ne révèle en rien les altérations que l'on y rencontre. Il a sa couleur normale, peut-être un peu plus pâle que de coutume; sa surface ne présente ni bosselures ni induration ; elle est lisse et régulièrement arrondie. L'augmentation de volume porte uniquement sur le diamètre antéro-postérieur de la glande. Mais vient-on à faire une coupe de l'organe, l'aspect est bien différent. Toute la masse centrale du foie, en partant du hile de cet organe, est convertie en une matière encéphaloïde blanchâtre, pulpeuse, sans foyer hémorrhagique, mais avec des îlots de dégénérescence caséeuse. Cette altération se prolonge dans toute l'étendue du foie, jusqu'au milieu du lobe gauche. A la périphérie de ce tissu encéphaloïde se voit une zone d'épaisseur variable, formée par un tissu blanc, dur, lardacé, demi-transparent, pénétré par de fines arborisations vasculaires. Par les parties profondes, il se confond insensiblement avec les points ramollis d'apparence encéphaloïde, tandis que vers la périphérie de l'organe il se délimite nettement et n'envoie aucun prolongement dans les tissus adjacents. Toute cette masse est, en effet, recouverte par une coque mince de tissu hépatique qui, en certains points, n'a pas plus de 2 centimètres d'épaisseur.

Dans toutes les parties envahies par la dégénérescence, il est presque impossible de reconnaître la trace d'aucun organe. Ainsi, on ne retrouve plus la veine porte, ni les canaux biliaires, tous ces vaisseaux ont été englobés dans le cancer. La veine cave est également oblitérée par un caillot ancien, fibrineux. La rate est très volumineuse, plus dure qu'à l'état normal. Tous les autres viscères sont sains, et il n'existe de traces de cancer nulle part ailleurs que dans le foie.

OBSERVATION IV

(Cayla, *Gaz. hebd. des sc. médic. de Bordeaux,* 1883, p. 231.)

Cancer massif du lobe droit du foie.

Hussel Jean, originaire de Bordeaux, âgé de 44 ans, entre à la Clinique le 29 mars 1883, pour une tumeur développée dans les régions épigastrique et hypochondriaque du côté droit.

Le début de la maladie remonte à trois mois environ, et s'est annoncé par un malaise général, rapporté par le sujet lui-même aux ennuis engendrés par la détresse dans laquelle étaient tombées ses affaires.

Les antécédents héréditaires du sujet sont très obscurs : il a une sœur qui est atteinte d'une hémiplégie gauche, consécutive à une hémorrhagie cérébrale, selon toute probabilité ; cinq enfants qui jouissent d'une santé excellente. Sa femme a succombé, il y a deux ans, aux suites de la variole.

Le malade tenait un débit de vins depuis dix années, et dirigeait lui-même son établissement, ce qui nous porte à croire qu'il a dû absorber des quantités considérables d'alcool ; sur ce sujet il est d'ailleurs parfaitement d'accord avec nous, et reconnaît sans peine avoir eu l'habitude de se livrer à des excès alcooliques. A part cela, nous ne trouvons rien à signaler dans son histoire pathologique personnelle : ni syphilis, ni scrofule, ni rhumatisme, ni fièvres intermittentes, ni dysenterie.

Le chagrin, au dire du malade, aurait contribué pour une grande part au développement de l'affection actuelle. Lentement et progressivement il aurait senti ses forces s'affaiblir, son appétit s'éteindre d'une manière à peu près complète, et tout cela sans secousse violente, sans réaction générale importante. Il y a un mois, la prostration générale est devenue si grande, que le sujet s'est senti incapable de faire un travail un peu pénible et qu'il a enfin compris que sa situation devait lui inspirer de réelles inquiétudes. Jusque-là il n'avait eu que quelques rares vomissements, sans douleur dans la région hépatique ni dans l'épaule, sans hoquet, sans fièvre. En somme rien chez lui n'indiquait que le nerf phrénique fût en souffrance, bien que le diaphragme se trouvât refoulé bien haut vers les parties supérieures de la cage thoracique, comme nous le verrons plus loin. Deux symptômes résumaient pour lui sa situation : absence complète d'appétit, diminution toujours croissante des forces. Aujourd'hui même, il n'y a rien de changé à ses yeux, le gonflement du ventre qui offre des proportions considérables, n'ayant que médiocrement attiré son attention.

Cet homme, d'une taille moyenne, d'une stature ordinaire, porte sur son visage profondément amaigri, l'empreinte d'une maladie déjà ancienne, et qui a jeté dans toutes les fonctions un trouble considérable. Les tissus sont généralement pâles, mais l'aspect n'est ni terreux, ni subictérique.

Le thorax est amaigri sans doute, mais cet amaigrissement n'est pas aussi marqué que dans la cirrhose atrophique; le contraste frappant qui, dans la cirrhose de Laënnec, s'observe entre le thorax décharné et l'abdomen considérablement distendu, manque absolument dans le cas actuel. La région épigastrique est fortement bombée; le ventre, au niveau des flancs et de l'hypogastre, n'est que très peu augmenté de volume. Les parois abdominales sont parcourues par des réseaux veineux dont le développement est, en somme, peu avancé. La tuméfaction indiquée plus haut semble se rapporter à la présence du foie hypertrophié. La matité hépatique commence en haut au niveau d'une ligne passant par les deux mamelons à 7 centimètres au-dessus de l'appendice xyphoïde; à sa limite inférieure elle décrit une courbe qui passe à 6 centimètres au-dessous de l'ombilic; dans son diamètre vertical, elle mesure 29 centimètres et se termine à gauche à 11 centimètres à partir d'une ligne parallèle à l'axe du corps passant par l'ombilic. La rate présente son volume normal. Les fonctions digestives s'accomplissent toujours mal. Il existe un peu de tendance à la constipation, depuis le début de la maladie. Les urines sont très rouges et laissent déposer un précipité couleur de brique pilée très abondant. La pointe du cœur bat dans le cinquième espace à 1 centimètre en dehors du mamelon; les bruits cardiaques ne sont pas modifiés sensiblement dans leur timbre ou leur rhythme; le pouls, petit et fréquent, bat 110 fois par minute. Le malade, avant le début de son affection, saignait fréquemment du nez et particulièrement de la narine gauche; depuis, ces épistaxis ont beaucoup diminué, mais se reproduisent toutefois de temps en temps. Le système nerveux central et périphérique, ainsi que les organes des sens, semblent avoir conservé une intégrité parfaite.

Quelle conclusion tirer de tous ces signes relativement au diagnostic de l'affection présentée par notre sujet? (Ici l'auteur entre dans de longues considérations relatives à la difficulté du diagnostic.)

1ᵉʳ *avril.* — Le malade a saigné du nez plusieurs fois la veille toujours par la narine gauche. Le réseau veineux augmente de netteté. On continue toujours la même médication : régime lacté, vin de quinquina, potion composée de 10 gouttes de teinture de noix vomique et de 4 grammes d'extrait mou de quinquina avec 1 milligramme de phosphure de zinc. Cependant notre maître M. Picot, qui depuis deux jours seulement a vu le malade, émet l'idée d'un cancer du foie en s'appuyant plus spécialement sur la rapidité de la marche cachectisante de la maladie. Il rapproche ce cas de ceux que déjà nous avons observés dans le service et pense qu'il s'agit selon toute probabilité d'un cancer primitif.

20 *avril.* — Cette hypothèse ne tarde pas à se vérifier, et cependant les symptômes qui surgissent pourraient faire croire à une affection carcinomateuse de l'estomac ayant retenti sur le foie. En effet, le malade a vomi la veille une grande quantité d'un liquide présentant une coloration marc de café. Toutefois cette idée ne peut se soutenir, puisque les troubles digestifs signalés n'ont jamais été ceux du cancer stomacal. Au reste, le lobe droit de la glande hépatique forme toujours une espèce de promontoire qui s'avance vers les limites inférieures de la région ombilicale. En arrière de la poitrine et à droite on trouve une matité absolue à partir de l'épine de l'omoplate jusqu'à la base; dans cette zone, les vibrations thoraciques ainsi que le murmure vesiculaire ont disparu, mais on n'entend ni égophonie, ni pectoriloquie, de plus le thorax n'est nullement déformé; l'hypothèse d'une cirrhose hypertrophique graisseuse est donc abandonnée, et l'on accepte le diagnostic de cancer primitif du foie.

25 avril. — Le malade continue à vomir des quantités considérables d'un liquide analogue dans sa nature à celui que nous avons précédemment indiqué. L'affection fait des progrès effrayants, et la terminaison fatale ne se fera pas longtemps attendre. Les urines rendues dans les 24 heures ne dépassent pas le chiffre de 50 grammes, mais contiennent 10 grammes pour 1000 d'urée. L'œdème développé autour des malléoles s'accuse de plus en plus, toutefois il ne dépasse pas le genou; sur la jambe droite il est beaucoup moins accentué qu'à gauche, et d'une manière générale, qu'on le considère à droite ou à gauche, il est bien loin d'atteindre les mêmes proportions que dans les maladies du cœur, des reins, et la cirrhose de Laënnec. La cavité abdominale est fortement distendue par des gaz, mais elle ne contient pas de liquide.

Le malade meurt le 27 avril, après avoir présenté jusqu'à la dernière heure les mêmes vomissements.

Notons que nous n'avons jamais trouvé ni sucre, ni albumine dans les urines.

TABLEAU DES URINES

9 avril	600 grammes	Urée : 16 grammes p. 1000			
10 —	400	—	—	—	—
11 —	300	—	—	—	—
12 —	420	—	—	—	—
13 —	400	—	—	—	—
14 —	635	—	—	—	—
15 —	560	—	—	—	—
16 —	560	—	—	—	—
17 —	440	—	—	—	—
18 —	510	—	—	—	—
19 —	350	—	—	—	—
20 —	200	—	—	—	—
21 —	230	—	—	10	—
22 —	190	—	—	—	—
23 —	110	—	—	—	—
24 —	100	—	—	—	—
26 —	50	—	—	—	—

Autopsie (le 28 avril). — Le cadavre ne présente rien de particulier à la surface extérieure, sauf la tension de l'abdomen, et l'amaigrissement cachectique constaté pendant les derniers jours. A l'ouverture du corps, on ne trouve pas de liquide dans l'abdomen; les organes présentent la disposition suivante : le foie descend bien au-dessous du rebord des fausses côtes, son bord inférieur en est séparé au niveau de la ligne mamelonnaire par une distance de $0^m,18$; sur la ligne médiane à partir de l'appendice xyphoïde il s'avance dans la cavité abdominale suivant une étendue de $0^m,20$; il gagne l'hypochondre gauche et déborde de $0^m,10$ les fausses côtes de ce côté. L'estomac est notablement distendu, il occupe la fosse iliaque et s'arrête à l'épine iliaque antérieure et supérieure de l'os des îles, son grand diamètre obliquement dirigé de haut en bas et de gauche à droite mesure $0^m,23$, tandis que son petit diamètre compte $0^m,10$.

Quand on a enlevé le sternum, on reconnaît que le foie est aussi augmenté de volume dans ses portions supérieures, qu'il s'élève vers le sommet du thorax, refoulant devant lui le diaphragme et le poumon jusqu'au troisième espace intercostal; cependant il n'y a pas d'adhérences, les deux cavités pleurales sont libres, sauf la gauche où il existe environ 200 grammes de liquide. Le cœur toutefois n'est pas déplacé.

Examen des organes. — Poumon gauche : Il est emphysémateux dans son bord antérieur et en partie dans son bord postérieur; seule la base est congestionnée. Sur la coupe, même état. Poumon droit : il est également emphysémateux dans le lobe supérieur et particulièrement à la partie antérieure : les lobes moyen et inférieur sont congestionnés et œdémateux. Nulle part on ne trouve de granulations tuberculeuses ni de noyaux cancéreux.

Cœur. — Il pèse 290 grammes. Il est mou, particulièrement le ventricule droit, dont la cavité est occupée par un caillot agonique. Sur la coupe passant par la moitié de la hauteur les cavités ventriculaires mesurent : à droite $0^m,55$ de diamètre, à gauche $0^m,45$ de diamètre. Les parois du cœur mesurent, celle du cœur droit $0^m,008$ en épaisseur, celle du cœur gauche $0^m,02$ en épaisseur. La circonférence du ventricule gauche est de 21 centimètres. La valvule tricuspide ne présente rien de particulier, l'infundibulum de l'artère pulmonaire non plus; l'orifice tricuspidien mesure $0^m,115$ de circonférence. La valvule mitrale est saine, ainsi que l'oreillette; l'orifice mitral mesure $0^m,11$. Les valvules sigmoïdes de l'aorte ne sont pas malades; sur les parois quelques plaques d'athérome.

Foie. — Il pèse 9 k. 500 grammes; l'hypertrophie porte surtout sur le lobe droit qui mesure :

$0^m,33$	dans son diamètre			vertical
$0^m,20$	—	—	—	transversal
$0^m,15$	—	—	. —	antéro-postérieur

Le lobe gauche est également augmenté de volume et mesure :

$0^m,22$	dans le sens	vertical	
$0^m,11$		—	transversal
$0^m,05$		—	antéro-postérieur.

Quand on examine l'organe à l'extérieur, on trouve qu'il présente vers son sommet et sur la partie droite une zone ramollie; des nodosités réparties tant sur sa face inférieure que sur sa face postérieure, de telle sorte que sa face antérieure, seule accessible pendant la vie, était restée absolument lisse.

Vue sans aucune section, la masse morbide du foie paraît être constituée par une seule tumeur, composée de nodosités qui toutes font corps ensemble.

La coupe pratiquée, on constate que l'hypothèse d'une tumeur unique est confirmée. Il s'agit en effet, d'un vaste cancer encéphaloïde avec des lésions diverses dans son épaisseur. Ainsi dans sa partie supérieure il était creusé par un foyer hémorrhagique qui s'est vidé quand la section a été faite. Il importe de faire remarquer que la tumeur s'est développée dans le lobe droit exclusivement; qu'elle a envahi la presque totalité de ce lobe, sauf à la partie antérieure, une zone dont l'épaisseur avait, en allant de haut en bas, de 0^m 001 à 0^m 004. Dans le lobe gauche il n'y a pas de trace de cancer, pas plus que dans les bords de tout l'organe. La tumeur est unique et n'a envoyé de prolongements dans aucune direction.

La vésicule biliaire renferme une bile extrêmement pâle et très épaisse ; elle ne contient pas de calculs ; son tissu est parfaitement sain, ainsi que celui du canal cystique et celui du canal cholédoque. Le pancréas est normal. La rate, petite, est remplie d'une boue splénique couleur lie de vin, mais n'est atteinte d'aucune dégénérescence. L'estomac n'est modifié que par la présence de quelques arborisations vasculaires près du cardia ; dans le duodénum, au niveau de l'ampoule de Vater et des conduits biliaires, ainsi que dans l'intestin, aucune lésion. Dans le gros intestin, le rectum et l'orifice anal, aucune tumeur. La vessie, le canal de l'urèthre, la prostate, les uretères sont absolument sains. Il n'y a rien du côté des ganglions prévertébraux ni de la colonne lombaire.

Rein gauche. — Il pèse 180 grammes. Il est décoloré particulièrement dans la substance corticale qui a pris une légère teinte jaunâtre, indice d'une altération graisseuse d'origine cachectique. La capsule se détache facilement.

Rein droit. — Il est englobé dans le foie par sa moitié supérieure et fait corps avec la tumeur hépatique elle-même. Cette dégénérescence est secondaire, car il serait difficile d'expliquer qu'un cancer parti du rein aurait épargné la moitié de cette glande, alors qu'il se serait propagé à la presque totalité du foie.

OBSERVATION V

(Lépine, *Bull. Soc. anat.*, 1873, p. 524.)

Cancer massif du lobe droit du foie. — Carcinose secondaire des ganglions du hile, des ganglions gastro-hépatiques et péripancréatiques, du péritoine, du poumon gauche et des ganglions bronchiques gauches.

Le nommé W..., âgé de 58 ans, cantonnier de la ville de Paris, entre le 15 juin à la Clinique de M. le professeur Sée. Cet homme, qui paraît plus âgé qu'il n'est en réalité, à fait autrefois des excès alcooliques fort nombreux ; néanmoins il prétend que sa santé était bonne jusqu'au milieu du mois de mai dernier. A cette époque, il a été exposé à un refroidissement, il est resté mouillé plusieurs heures, immobile en plein air ; depuis lors, il a dû cesser son service ; il ne s'est pas alité, mais il a souffert de douleurs dans l'abdomen, qui avaient le caractère de coliques et qui siégeaient surtout dans le flanc gauche. Ces douleurs s'accompagnaient de diarrhée ; jamais il n'a souffert dans la région du foie ; jamais il n'a eu d'ictère, ni d'ascite, ni d'œdème des pieds. Depuis un mois son appétit a beaucoup diminué ; mais il prétend qu'avant le refroidissement, il n'avait jamais eu de troubles digestifs.

A la palpation de l'abdomen, on constate aisément que le foie est très volumineux et très dur ; son bord inférieur arrive presque à l'ombilic ; il n'est nullement tranchant, mais arrondi comme une demi-sphère. En déprimant la paroi, on sent facilement que la surface de l'organe est parfaitement lisse et qu'elle présente uniformément une dureté comme ligneuse ; pas d'apparence de fluctuation ; d'ailleurs la palpation n'est pas douloureuse au moment de l'entrée du malade ; ce n'est que les jours suivants qu'il souffre à la suite d'explorations répétées.

Les urines sont assez fortement colorées ; elles ne présentent ni albumine, ni matière colorante de la bile. Le sucre n'a pas été recherché. Plusieurs fois pendant son séjour les urines ont été de nouveau examinées; elles ont toujours offert les mêmes caractères, et l'absence de l'albumine et de la biliverdine a été duement constatée.

Quelques jours après son entrée, le malade a commencé à souffrir du ventre; en même temps il s'est mis à délirer; le délire était parfois bruyant et agité, puis on a constaté l'apparition d'une ascite légère; pas d'ictère, mais une coloration un peu jaunâtre du tégument, surtout de la face, coloration qui ne se rapportait pas exactement à la teinte paille, mais qui était simplement cachectique. Cet état, caractérisé par du délire, avec la peau un peu chaude parfois, mais sans fièvre véritable, sans douleur abdominale, ni ascite, sans ictère, a duré près de huit jours jusqu'à la mort.

Autopsie. — Pas de traces d'infiltrations des pieds; deux litres de sérosité dans l'abdomen; nombreuses granulations cancéreuses sur le péritoine pariétal et viscéral, surtout dans le grand épiploon qui en est littéralement criblé.

Foie énorme, présentant à sa surface environ dix masses dures, légèrement ombiliquées, du volume d'une grosse pomme. A la coupe, on constate que le lobe droit presque tout entier est occupé par une masse énorme du volume d'une tête d'enfant, dure, homogène, de couleur uniformément jaune, sauf une zone à la périphérie qui est blanche; dans cette zone on distingue de nombreux petits îlots blancs moins durs.

Les voies biliaires dans toute leur étendue sont saines; à la surface de la vésicule, près de l'origine du canal cystique, on remarque seulement une petite plaque cancéreuse, paraissant développée sur le péritoine, et n'exerçant d'ailleurs aucune compression sur les voies biliaires.

L'estomac et le duodénum sont parfaitement sains. Le pancréas est normal, mais sa tête est entourée d'une masse cancéreuse, irrégulière, qui est facilement reconnue à la coupe, comme une agglomération de ganglions lymphatiques soudés entre eux mais distincts. Ces ganglions se continuent sans interruption avec d'autres ganglions également dégénérés, situés hans l'épiploon gastro-hépatique et jusqu'au hile du foie. Rate petite, saine. Reins normaux.

Poumons. — Le gauche présente un bon nombre de granulations cancéreuses ; trois ou quatre ganglions bronchiques du côté gauche sont cancéreux. Le poumon droit, affaissé en partie par la compression du foie, ne présente pas de granu lations bien visibles.

Cœur petit et flasque.

L'examen microscopique, fait par M. Cornil, d'un fragment de la zone circonscrivant la grosse masse hépatique, a montré des alvéoles cancéreux ordinaires, remplis de cellules cancéreuses peu volumineuses.

M. Lépine fait suivre cette observation des réflexions suivantes :

Malgré l'existence de plusieurs tumeurs dans le foie, nous sommes obligés d'admettre que la dégénérescence a débuté par cet organe, vu l'absence bien constatée, d'un cancer primitif dans un autre organe. Le tube digestif, notamment, y compris l'ampoule de Vater, a été minutieusement examiné.

Il est à remarquer que l'affection a dû rester un bon nombre de mois latente ; pour le malade, il ne s'est aperçu du volume de l'abdomen que peu de jours avant son entrée à l'hôpital.

Indépendamment du cancer du foie, on trouva chez le malade une tumeur kystique, de la grosseur d'un œuf d'oie, située derrière le sternum. Sa surface était anfractueuse, ses parois assez vasculaires. Il renfermait de la sérosité transparente. L'imprégnation des parois par le nitrate d'argent montre un riche réseau d'épithélium pavimenteux, irrégulier comme dans les vaisseaux lymphatiques.

. M. Lépine se demande s'il ne s'agit pas là d'une dégénérescence kystique du thymus.

OBSERVATION VI

(Murchison, *Leç. clin. s. l. malad. d. foie*. Traduct. fr., 1878, p. 226.)

Cancer massif du lobe gauche du foie.

Le 5 janvier 1876, Anne G., âgée de 42 ans, fut envoyée à l'hôpital Samaritain, parce qu'on la croyait atteinte d'une maladie des ovaires. Le 7 janvier elle fut transférée à l'hôpital Saint-Thomas. Pas d'antécédents d'affection maligne dans sa famille. Elle a eu huit enfants et a fait trois fausses couches. Les règles ont cessé il y a cinq ans, après la naissance du dernier enfant. Elle a perdu l'œil gauche, il y a trois ans et demi, à la suite d'un coup. Il y a six mois, au milieu d'une très bonne santé apparente, elle remarqua pour la première fois, au-dessous des côtes droites, une tumeur qui peu à peu remplit l'abdomen ; en même temps, elle maigrissait et perdait ses forces. Depuis deux mois, elle souffre beaucoup dans le ventre, et depuis cinq jours elle constate que les jambes et les cuisses sont enflées.

A son entrée, grande émaciation. Le ventre est considérablement gros, et fait, immédiatement au-dessous des côtes, une voussure prononcée. L'augmentation de volume est plus grande à la partie supérieure qu'à la partie inférieure ; téguments tendus et luisants ; la circonférence est de 33 pouces $^1/_2$ au niveau de l'ombilic, et 33 pouces à mi-chemin de l'ombilic au sternum ; 8 pouces $^1/_4$ du cartilage xyphoïde à l'ombilic, et 6 $^1/_2$ de l'ombilic au pubis. Pas de signe d'épanchement dans le péritoine ; la tumeur est évidemment formée par un foie très gros dont on peut sentir le bord inférieur des deux côtés, 2 pouces $^1/_2$ au-dessous du niveau de l'ombilic ; le bord du lobe droit est plus arrondi que celui du lobe gauche, et les deux sont séparés par une profonde dentelure qui va jusqu'au-dessus de l'ombilic. Le bord supérieur du foie ne s'élève pas trop haut dans la poitrine ; la matité hépatique totale est de 11 pouces sur la ligne mammaire droite et autant sur la ligne médiane. La surface de la tumeur est légèrement ondulée, mais on n'y sent pas d'excroissances, et elle n'est pas sensible ; la surface est tendue, mais un peu élastique. La malade se plaint beaucoup d'une constriction constante dans sa tumeur, plus marquée après les repas, et qui l'empêche de dormir ; elle a parfois des crises de douleur intense, lui donnant la sensation de quelque chose qui « raclerait ou couperait ». Langue chargée ; pas d'appétit ; pas de vomissements ; constipation ; pas d'ictère ; densité de l'urine 1026, grande quantité d'urates ; pas d'albumine ; pouls à 96 ; quelques râles bronchiques secs à la surface des poumons.

L'affaiblissement augmente graduellement, puis surviennent des vomissements et la malade meurt le 13 janvier.

Autopsie. — Foie énorme, correspondant à la tumeur observée durant la vie ; poids 198 onces ; configuration normale ; pas d'adhérences ; surface unie ; le lobe gauche est aussi gros qu'un lobe droit à l'état normal ; scissure centrale considérablement exagérée. Le volume du foie est dû à une infiltration cancéreuse étendue du lobe gauche, et à un développement considérable du lobe droit. A la coupe on voit quelques nodules isolés, de grosseur variable, depuis une tête d'épingle jusqu'à 1 pouce de diamètre ; mais aucun ne faisait saillie à la surface. Pas de cancer dans d'autres parties du corps. La rate pèse 7 onces, elle est foncée et molle. Poumons congestionnés. En pratiquant une coupe dans le tissu infiltré du foie, on le trouve pâle comme celui d'un foie gras, les contours des acini sont cependant distincts.

Le *microscope* montra que c'était la structure ordinaire du cancer encéphaloïde.

OBSERVATION VII

(Inédite. — Due à l'obligeance de notre ami et collègue Hartmann.)

Cancer massif du lobe hépatique gauche.
Carcinose secondaire des ganglions du hile.

Grund, 39 ans, vannier, entre le 13 octobre 1879, à l'hôpital Beaujon, salle Saint-Louis, n° 24, dans le service de M. Millard.

Histoire clinique. — Scarlatine, choléra et fièvre typhoïde en 1864 et 1865. Variole en 1871. Pas d'affection vénérienne. Quelques excès alcooliques. Le malade n'a jamais été robuste. A vingt ans on a failli le réformer pour des palpitations ; cependant il a fait partie de la garde impériale pendant quatre ans. De retour dans son pays, il a encore été traité pour des palpitations.

En juillet 1879, le malade a constaté l'existence d'une petite tumeur dont le volume a augmenté peu à peu. Comme il répond mal aux questions, on ne peut lui faire préciser le siège de cette tumeur au début. Il semble qu'elle occupait le lobe gauche du foie. Elle était douloureuse, s'accompagnait de coliques et de flatulence. Constipation habituelle. Pas de sang dans les selles, si ce n'est un peu de sang pur provenant d'hémorrhoïdes. Bon appétit ; pas de vomissements alimentaires ; pituites matinales depuis longtemps. Pas d'ictère. La santé générale s'est altérée, et le malade a maigri de 15 à 17 livres en trois mois.

Actuellement, à l'examen de l'abdomen, on trouve une tumeur du volume d'une tête d'enfant, occupant l'épigastre, presque toute la région ombilicale, la partie la plus antérieure des flancs, et disparaissant dans les hypochondres. Cette tumeur est surtout saillante à la partie supérieure gauche de la région ombilicale, où elle forme une véritable voussure. A la percussion, l'on constate que la matité commence sur la ligne mamelonnaire droite à 3 cent. 1/2 au-dessous du mamelon, et qu'elle s'étend sur une hauteur de 16 cent.; qu'au niveau du sternum elle est mal limitée, et se confond avec celle du cœur; que sur la ligne mamelonnaire gauche elle commence à 10 centimètres du mamelon, et s'étend sur une hauteur de 14 centimètres; qu'horizontalement, elle s'étend à droite de l'ombilic à 13 centim., à gauche à 9 centimètres.

Cette tumeur, qui fait partie intégrante du foie, est dure, globuleuse, non mamelonnée, douloureuse à la pression; au niveau de la ligne blanche elle présente une certaine rénitence, et peut-être même une fluctuation profonde.

Le malade se plaint surtout de coliques. Il est très pâle et extrêmement faible. Le jour de son entrée, il gravissait avec peine les marches de l'escalier, obligé de s'arrêter à chacune d'elles. Le système ganglionnaire est d'une façon générale plus développé que normalement.

En présence de ces symptômes, M. Millard hésite à poser un diagnostic. Tout semble indiquer un kyste hydatique, si ce n'est l'altération marquée de l'état général. Aussi le diagnostic reste-t-il en suspens.

Le 16 octobre, une ponction est faite avec l'aspirateur Dieulafoy, un peu à droite de la ligne blanche, à égale distance de l'ombilic et de l'appendice xyphoïde. Aussitôt s'écoule un liquide très fluide et légèrement louche, puis une petite quantité de sang. Presque immédiatement l'appareil est obstrué.

Le 21 octobre, on refait une nouvelle ponction, en un point symétrique du premier, à gauche de la ligne médiane. Cette fois on se sert de l'appareil Potain, et d'un trocart un peu volumineux. Le tube est immédiatement obstrué par du sang. Le trocart oscille avec les mouvements respiratoires. Quand on le manœuvre, il semble qu'il soit libre dans une cavité. Dans le magma ramené par le trocart, on trouve au microscope des globules sanguins et des cellules hépatiques.

Le 22 octobre, la numération des globules ne donne que 600.000 hématies par millimètre cube.

4 *novembre*. — OEdème de la paroi abdominale et des cuisses.

Par d'ascite. Rien au cœur. Rien aux poumons, si ce n'est de la submatité à la base gauche. On sent à 2 centim. au-dessous de l'ombilic un petit noyau dur et douloureux.

5 *novembre*. — Point de côté à droite cette nuit. Coliques très vives.

6 *novembre*. — Le scrotum est à gauche douloureux et volumineux. Facies altéré. Langue sèche et collante. Temp. 40°2.

7 *novembre*. — Mort dans la soirée.

Autopsie.—A l'ouverture du péritoine écoulement d'une petite quantité de pus. Des adhérences nombreuses unissent les deux feuillets du péritoine au niveau de la face supérieure du foie.

Le foie est très augmenté de volume, et contient dans son lobe gauche une véritable tumeur. A la coupe, on trouve une matière pulpeuse, jaunâtre, plus rouge en quelques points, vraiment cruorique en quelques autres. En enlevant cette masse caséeuse mêlée de caillots, la main pénètre dans une vaste cavité creusant le foie comme une besace. De tout le lobe gauche, il ne reste qu'une coque entourant cette masse et une petite languette de tissu hépatique à la partie antérieure du bord tranchant. Le reste de la glande est en dégénérescence graisseuse, et l'on y trouve çà et là des noyaux d'apparence cancéreuse.

En examinant au microscope la bouillie caséeuse qui remplissait la grande poche, on n'y trouve pas de crochets, mais on y remarque un grand nombre de cellules cancéreuses et des foyers hémorrhagiques.

Au niveau du hile du foie, ganglions cancéreux.

L'estomac adhère intimement au foie, mais ne présente pas d'altération.

Dans l'épaisseur du mésentère, on remarque plusieurs tumeurs du volume d'un gros pois chiche, pédiculées, absolument crétacées, ne pouvant être entamées par le bistouri.

Rate un peu volumineuse, diffluente.

Reins pâles.

Congestion hypostatique du poumon gauche. Au sommet du poumon droit quelques tubercules crétacés.

Cœur flasque, feuille morte, sans lésion valvulaire.

Épanchement purulent dans la tunique vaginale gauche qui contient un corps de la forme et du volume d'un petit œuf de pigeon, semblant formé de tissu fibreux et renfermant dans son intérieur plusieurs points crétacés.

·II

Le cancer et la cirrhose qui d'ordinaire évoluent isolément dans le foie, peuvent également coexister et donner naissance à une hybridité pathologique des plus curieuses. Le cancer massif ou le cancer nodulaire d'un côté, la cirrhose annulaire ou la cirrhose insulaire de l'autre, peuvent ainsi se développer sur le même terrain et se montrer juxtaposés à l'autopsie.

La combinaison du cancer nodulaire et de la cirrhose est assez commune et nous l'avons, pour notre part, plusieurs fois observée (1).

L'association du cancer massif et de la cirrhose est au contraire exceptionnelle. Elle a été notée dans deux cas seulement, dont l'un même est peu probant. Son existence était facilement reconnaissable, dans le cas suivant, à la métamorphose carcinomateuse du lobe droit, et aux granulations cirrhotiques du lobe gauche :

(1) Voy. HAYEM ET GILBERT. Cancer primitif enkysté du foie. *Rev. de médecine*, 1883, p. 952. — DÉRIGNAC ET GILBERT. Cancer adénoïde du foie. *Gaz. méd. de Paris*, 1884, p. 28.]

OBSERVATION VIII (1)

(Picot, *Leçons de clinique médicale*, 1884, p. 57.)

Cirrhose atrophique et cancer massif du lobe hépatique droit.

Femme de 77 ans, venue à l'hôpital pour se guérir de violentes douleurs qu'elle ressentait depuis environ deux moi dans la région de l'hypochondre droit, et contre lesquelles elle avait employé, mais en vain, des vésicatoires et une médication interne sur la nature de laquelle elle n'a pu donner aucun renseignement.

Bien que cette femme répondît fort mal aux questions, elle put apprendre que, longtemps déjà avant l'apparition de ses douleurs, elle avait éprouvé d'autres manifestations morbides. C'étaient des troubles de digestion, des pesanteurs du côté de l'estomac et du ventre, des nausées, un dégoût pour les aliments, particulièrement pour la viande, enfin, de loin en loin, des vomissements. Ces vomissements, toutefois, n'avaient jamais été composés que de matières glaireuses, parfois bilieuses, et de matières alimentaires; jamais ils n'avaient renfermé de sang; jamais ils n'avaient été de couleur noire.

En insistant auprès de la malade, on put apprendre que ses parents étaient morts très vieux; mais elle ne put renseigner sur les maladies qui avaient amené la mort de son frère et de ses deux sœurs, décédés, du reste, depuis longtemps déjà. Quant à elle, jusqu'à l'âge de soixante ans, elle s'était admirablement portée, avait eu plusieurs enfants, encore vivants, et, à cette époque, il y avait dix-sept ans par conséquent, avait été atteinte d'une fluxion de poitrine dont elle

(1) Cette observation remarquable a été légèrement modifiée par nous dans son mode d'exposition. De plus les réflexions et considérations de tout point judicieuses auxquelles elle a donné lieu chemin faisant ont été laissées de côté.

ne pouvait plus préciser le siège. Depuis lors, elle toussait tous les hivers, mais ne s'en préoccupait pas.

En portant l'attention sur l'hypochondre droit, on remarquait immédiatement une modification de la plus haute valeur. Toute cette région était comme voussurée et comme projetée en avant et en dehors; et en mesurant sa circonférence au niveau d'une ligne passant par l'appendice xyphoïde, on la trouvait plus grande de 0^m,04 que celle du côté opposé. Dans toute cette région on constatait une résistance considérable et l'on trouvait une matité compacte, absolue.

La matité en question n'existait pas seulement, du reste, sur l'hypochondre droit; elle dépassait le rebord des fausses côtes d'un travers de doigt sur la ligne axillaire, de 3 travers de doigt sur la ligne mamelonnaire, d'une main entière au niveau de l'appendice xyphoïde et gagnait, en suivant cette limite inférieure, le rebord des fausses côtes du côté opposé. En haut, ses limites étaient formées par une ligne horizontale qui passait par le mamelon droit, sous l'aisselle, et allait ainsi gagner la colonne vertébrale.

Il résultait de là qu'en avant, la matité mesurait sur la ligne médiane 0^m,11 sur la ligne mamelonnaire 0^m,15 et sur la ligne axillaire 0^m,16; qu'en arrière, elle allait depuis 2 travers de doigt au-dessous de l'angle inférieur de l'omoplate jusqu'à la base. Cette matité avait encore ceci de particulier, qu'elle ne variait pas de forme avec les différentes positions de la malade.

Une semblable modification appelait l'attention sur le foie tout d'abord. Et en effet, dans la région mate dépassant le rebord des fausses côtes droites, occupant la région épigastrique, l'on trouvait facilement cet organe, dont l'on pouvait facilement aussi sentir le bord tranchant. L'on remarquait de même que toute la surface de l'organe était parfaitement lisse, ne présentait pas la plus légère inégalité, la moindre bosselure.

Les signes physiques fournis par l'examen de la poitrine étaient les suivants : en avant, la respiration était à peu près normale. En arrière, dans toute la région mate, c'est-à-dire depuis 2 travers de doigt au-dessous de l'angle inférieur de l'omoplate jusqu'à la base, les vibrations thoraciques avaient disparu ; la respiration avait fait place à un silence absolu. En somme, c'étaient là les signes ordinaires de la présence d'un épanchement pleurétique, et il n'y avait ni pectoriloquie phonétique, ni pectoriloquie aphone.

L'hypothèse d'un cancer pleuro-pulmonaire étant écartée, il restait la possibilité d'un épanchement pleurétique, ou celle d'un kyste hydatique pleural. Il pouvait s'agir également d'un kyste hydatique du foie développé sur la face convexe. Afin de trancher la question, une ponction exploratrice fut décidée. Elle fut pratiquée au moyen de l'appareil Dieulafoy. Le trocart fut enfoncé sur la ligne axillaire dans le sixième espace intercostal. Il ne fut retiré que quelques gouttes de sang. Dès lors, il était devenu évident qu'il ne s'agissait pas d'un épanchement pleurétique refoulant le foie en bas, et que selon toute probabilité il ne s'agissait pas d'un kyste hydatique.

L'attention était donc portée exclusivement sur le foie. L'hypertrophie paludéenne et la cirrhose hypertrophique étant éliminées, l'on était amené à supposer, en faisant les plus grandes réserves, l'existence d'un cancer du foie. Sans doute, on ne rencontrait pas, dans le cas particulier, ces tumeurs cancéreuses multiples, qui, dans la majorité des cas de cancer du foie, font saillie à la surface de l'organe, sous la forme si connue de marrons du foie. Sans doute, la surface du foie, comme son bord libre, était absolument lisse, et ne présentait pas la plus légère inégalité appréciable ; mais ne pouvait-il pas se faire que les tumeurs cancéreuses fussent situées dans des régions inaccessibles à l'exploration? Ne pouvait-il pas se faire, surtout, que l'on eût affaire à cette forme rare du cancer du foie, qui consiste en une tumeur unique pouvant atteindre un volume considérable? Le diagnostic porté fut le suivant : Cancer primitif du foie propagé au diaphragme et envahissant la plèvre droite.

Les viscères abdominaux et les organes génito-urinaires ne

renfermaient aucune tumeur cancéreuse. Le cœur n'offrait rien de particulier. Dans les urines la proportion d'urée n'avait pas varié.

Dès le 5 décembre la malade s'affaiblissait de plus en plus ; l'œdème des membres inférieurs augmentait, la quantité de liquide épanché dans l'abdomen devenait de plus en plus considérable, et dans le côté gauche de la poitrine il se faisait un épanchement. La matité s'élevait d'abord jusqu'à l'angle inférieur de l'omoplate, puis deux jours plus tard, à 3 travers de doigt au-dessus de cet angle et dans la région envahie l'on constatait la disparition des vibrations thoraciques et l'existence d'un souffle tubaire faible à l'expiration. En même temps, les fonctions digestives se troublaient de plus en plus, les vomissements étaient journaliers et la diarrhée s'établissait malgré le régime lacté institué.

. La terminaison fatale ne pouvait tarder, et la malade succomba dans le marasme le 13 décembre.

Autopsie. — A l'ouverture du corps, on constate un épanchement dans l'abdomen ; la quantité de liquide épanché dans le ventre peut être évaluée à environ 2 litres. Le foie déborde les fausses côtes de 3 travers de doigt : il s'avance à travers la région épigastrique vers l'hypochondre gauche, qu'il atteint au niveau de la ligne mamelonnaire. Les intestins sont lavés, comme ils le sont d'habitude dans les cas d'ascite.

Quand on a enlevé le sternum, on voit que le foie refoule du côté droit le diaphragme, de manière à remonter ce muscle à droite, jusqu'au niveau de la troisième côte. Le diaphragme représente donc un plan oblique, incliné de droite à gauche, depuis la troisième côte droite jusqu'à la septième côte gauche. Le foie est adhérent par sa face supérieure au diaphragme et dans toute son étendue par des tractus fibreux assez solides.

Dans la plèvre droite on trouve environ un litre et demi d'un liquide absolument séreux, sans aucun flocon fibrineux ; il n'y a pas d'adhérences entre les feuillets pariétaux et viscéraux de la plèvre. Dans la plèvre gauche, il existe à peu près

G.   3

un demi-litre de liquide. Le péricarde contient aussi un épanchement dont la quantité peut être évaluée à 60 grammes environ.

Le foie, extrait du corps, présente des aspects différents suivant les régions que l'on examine. Toute la partie supérieure du lobe droit est molle au toucher et forme une tumeur considérable du volume d'une tête de fœtus environ. Cette tumeur est recouverte par le diaphragme qui lui adhère intimement et dont la surface pleurale est recouverte d'un lacis très développé de vaisseaux capillaires. C'est cette tumeur du lobe droit qui, faisant saillie vers la concavité du diaphragme, avait refoulé ce muscle, de manière à lui faire prendre la position oblique dont il a été question plus haut.

Les vaisseaux capillaires de la face pleurale du diaphragme se dirigent vers l'ouverture œsophagienne de ce muscle et vont se jeter dans les veines qui l'entourent. Tout le lobe droit du foie, à l'exception d'une zone d'environ 4 travers de doigt à partir du bord inférieur de l'organe, et à partir du sillon longitudinal de séparation des deux lobes, fait partie de la tumeur, et les régions qui n'en font pas partie, tant dans le lobe droit que dans le lobe gauche, sont dures au toucher, ratatinées, offrant l'aspect extérieur que l'on rencontre dans la cirrhose atrophique (cirrhose de Laënnec). Le foie pèse en totalité 2,600 grammes.

Quand on pratique des coupes sur l'organe, dans les régions situées en dehors de la tumeur, on constate l'exactitude du diagnostic anatomique basé sur l'aspect extérieur. Ces coupes montrent un tissu hépatique durci, criant sous le scalpel, et dans lequel il est facile, par l'examen macroscopique seul, de reconnaître les altérations de la cirrhose signalée plus haut. Quant aux coupes faites sur la tumeur, elles présentent à l'étude un aspect particulièrement remarquable. A la périphérie, elles montrent un tissu de coloration blanchâtre, très mou, dans lequel il est absolument impossible de reconnaître la structure du tissu hépatique. On y constate, même à l'œil nu, de grands alvéoles, limités par des tractus de tissu conjonctif, et remplis de ce tissu blanchâtre dont il a été fait mention. A partir d'environ $0^m,05$ à $0^m,06$ de la périphérie, l'aspect de la coupe change complètement. Dans cette région centrale, la tumeur hépatique est très ramollie ; elle est transformée en une sorte de bouillie épaisse, sanglante dans certaines régions, rouge noirâtre dans d'autres, grise jaunâtre dans la plus grande étendue. Cette tumeur offre donc manifestement les caractères macroscopiques du cancer massif du foie.

Les voies biliaires, qui sont si fréquemment le point de départ de la carcinose hépatique, ont été l'objet d'un examen sérieux. Soit dans les canaux hépatiques, soit dans le canal cystique et la vésicule biliaire, soit enfin dans le canal cholédoque, il n'existait aucune lésion. Dans la vésicule il n'y avait pas de calculs et l'ampoule de Vater était à l'état normal.

L'estomac, l'intestin grêle, le gros intestin, le rectum jusqu'à l'orifice anal, n'étaient le siège d'aucune tumeur. Dans l'estomac, il existait vers la grande courbure une région injectée, mais sans trace de dégénérescence carcinomateuse. Le pancréas n'offrait rien de particulier. La rate était augmentée de volume, pesait 200 grammes, et son tissu paraissait atteint d'une altération sclérotique, comme le faisaient penser les stries fibroïdes que l'on remarquait sur la coupe. Cette lésion était en rapport avec la sclérose atrophique qui existait sur les régions du foie échappées à l'altération carcinomateuse.

Les poumons n'offraient aucune lésion essentielle. A leur base il existait une congestion assez intense, résultat de l'agonie lente qui avait précédé la mort; mais sur les nombreuses coupes pratiquées il n'y avait aucune trace de production cancéreuse. La plèvre viscérale droite n'était pas davantage atteinte de carcinose. Le cœur était surchargé de graisse, particulièrement le long des artères coronaires. La valvule tricuspide avait une teinte opaline, elle était un peu plus épaisse qu'à l'état normal.

Un léger épaississement semblable existait aussi sur la

valvule mitrale. Quant à l'orifice aortique, il était atteint d'athérome et des plaques se rencontraient au niveau de l'insertion des valvules, dans les nids de pigeon et au pourtour des orifices des artères coronaires. Des plaques semblables, peu nombreuses toutefois, se voyaient aussi le long de l'aorte; on pouvait les suivre jusqu'au niveau de la naissance des artères iliaques. Nulle part, du reste, ces plaques d'athérome n'étaient ulcérées.

Les reins étaient simplement congestionnés; mais sur les coupes, tant dans la région corticale que dans la région médullaire, il n'existait aucune lésion. Les uretères, la vessie, l'utérus et ses annexes étaient sains. Dans le cerveau, il existait un léger état athéromateux des artères de la base.

Examen histologique (pratiqué par M. Dallidet.) — Dans les points de la tumeur qui sont en voie de prolifération active, on constate que les cellules épithéliales forment des amas, circonscrits par des faisceaux conjonctifs, entre-croisés de façon à constituer des alvéoles ou espaces qui sont d'une étendue très considérable, communiquant les uns avec les autres, comme s'il s'agissait d'un tissu caverneux; ces espaces ont une forme arrondie. Il est nécessaire d'employer un très faible grossissement pour bien les distinguer, tant ils sont étendus dans le cas particulier. On remarquera que, dans leur intérieur, les cellules épithéliales forment des groupes qui sont séparés les uns des autres par un stroma conjonctif, formé de minces fibrilles et de cellules fusiformes, qui contient des vaisseaux sanguins d'apparence normale. Si on examine ces cellules, on voit que les unes sont sphériques, les autres polygonales, avec des angles plus ou moins aigus. Quelques-unes se présentent en forme de fuseau ou de baguette.

En somme, elles ne présentent aucune forme spéciale, et sont toutes semblables à celles des cancers des autres régions. Dans quelques points cependant, elles sont devenues grenues; leur contour est effacé, le noyau seul est bien visible et des granulations graisseuses ont envahi leur masse protoplasmique. On assiste là au premier stade de la dégénérescence granulo-graisseuse.

Le tissu conjonctif qui entoure la masse morbide est dense. Il est parcouru par de nombreux vaisseaux larges et béants qui en font un véritable tissu caverneux. Il contient, dans son intérieur, des travées de cellules hépatiques, parallèles à la direction, et qui sont les derniers vestiges des lobules hépatiques. On ne confondra pas ces cellules avec celles du carcinome ; elles sont moins brillantes, plus granuleuses, et le noyau en est moins apparent. A mesure que l'on se dirige vers le tissu hépatique, on voit plus distinctement les lobules qui sont congestionnés, dont les cellules sont dissociées par la distension des vaisseaux capillaires qui les entourent. Enfin, la capsule de Glisson est notablement épaissie.

Tous les vaisseaux qui sillonnent le tissu hépatique présentent des phénomènes d'inflammation. Leur cavité est considérablement plus grande, et leur paroi très hypertrophiée. La paroi interne est surtout augmentée de volume. Dans le centre du vaisseau, on voit une désquamation épithéliale abondante.

Sur une des préparations, on voit une veine remplie de cellules carcinomateuses, ainsi qu'un vaisseau lymphatique contenu dans la capsule de Glisson.

OBSERVATION IX

(X. — *Bull. Soc. anat.*, 1876, p. 176.)

Cirrhose atrophique (?) et cancer massif du lobe hépatique droit.
— Carcinose secondaire du péritoine, des ganglions du médiastin, du péricarde et du cœur.

Gr. M., 64 ans, entrée à la maison de santé le 15 février 1876. Cette femme se dit malade depuis trois mois. C'est à dater de cette époque qu'elle a commencé à perdre l'appétit, les forces. Déjà auparavant, elle était parfois sujette à des épistaxis qui, dans ces derniers temps, sont devenues plus fréquentes ; elle éprouvait aussi des douleurs vagues au creux épigastrique.

La malade dit n'avoir jamais eu d'habitudes alcooliques ; mais d'après les déclarations de sa belle-fille, elle buvait de l'eau-de-vie en quantité. Du reste, elle avait souvent des pituites le matin. Il y a six semaines environ, la malade s'est aperçue que son ventre grossissait. Trois semaines après est survenu de l'œdème aux jambes.

16 *février*. — La face est pâle, un peu terreuse, sans teinte ictérique. Développement considérable de l'abdomen. Ascite abondante ; sensation de flot très manifeste, malgré la grande épaisseur de la paroi abdominale. Les veines sous-cutanées abdominales se dessinent mais non d'une façon exagérée.

Le foie est diminué de volume. La limite de la matité ne descend pas jusqu'au rebord des fausses côtes. Pas de tumeur épigastrique. Les deux membres inférieurs sont également œdématiés.

Au cœur, les battements sont réguliers, mais les bruits sont un peu sourds, et le choc de la pointe ne se sent pas très bien. Du côté de la poitrine on entend quelques râles muqueux à la base des deux poumons.

Les urines sont chargées de sels qui forment un dépôt considérable ; mais il n'y a pas trace d'albumine. Pas de diarrhée ; pas de vomissement.

Diagnostic : Cirrhose.

19 *février*. — La malade s'affaiblit graduellement ; elle ne mange pas, la langue est sèche, les urines sont rares, l'infiltration augmente ; dans la poitrine les râles fins et les râles muqueux se généralisent.

20 *février*. — Suffocations. Sueurs abondantes sur tout le corps. Refroidissement des extrémités.

21 *février*. — Morte dans la nuit, à deux heures du matin.

Autopsie. — Epaisse couche de graisse sur la paroi abdominale. La cavité péritonéale contient environ 4 litres d'un liquide citrin, sans coagulations fibrineuses.

Le fôie est petit ; à sa surface se dessinent très bien des grains granuleux ; à la coupe on reconnaît les lésions de la cirrhose au début : aspect marbré, points jaunes entremêlés de points violacés. Le tissu est dur et crie sous le scalpel, et ne se laisse déchirer qu'avec difficulté. Les veines sus-hépatiques sont remplies de sang noir coagulé. Indépendamment de ces altérations, il existe sur le lobe droit du foie, un noyau cancéreux unique, occupant presque toute l'épaisseur du foie. Ce noyau, plus gros qu'un poing d'adulte, est ramolli à son centre, et fait saillie à la surface. Il présente tous les caractères que l'on a assignés au cancer primitif du foie. A son passage au niveau du bord postérieur du foie, la veine cave inférieure est remplie de caillots décolorés. Au-dessous, le sang est coagulé, mais noir. Au-dessus du diaphragme, elle est englobée dans une masse de ganglions cancéreux, d'aspect lobulé, lesquels ont envahi le péricarde. Le feuillet pariétal du péricarde adhère à l'oreillette droite, et à la surface interne de cette oreillette, on voit des fongosités qui ferment incomplètement l'embouchure de la veine cave inférieure. Les parois de cette veine ne sont d'ailleurs ulcérées en aucun point. Sur aucune des faces du diaphragme on ne distingue de lymphangitée cancéreuse.

L'estomac est absolument sain : simple injection vasculaire de la muqueuse. Au cardia, sur la tunique externe, existe un petit noyau cancéreux, du volume d'une noisette, et qui ne peut être considéré comme un cancer primitif.

Cœur. — Il n'y a pas de lésion valvulaire au cœur. La surface externe est chargée de graisse, et les parois sont flasques. Rien sur l'endocarde. Le péricarde contient une certaine quantité de liquide.

Poumons. — Noirâtres dans toute leur étendue ; ils ne présentent pas de lésion importante. Les deux poumons adhèrent par leur base à la face convexe du diaphragme, et le poumon est fixé à la paroi thoracique par des adhérences fibreuses.

Les reins et la rate n'offrent pas d'altération apparente. Les corps vertébraux et les côtes, peu résistants, se laissent couper assez facilement. Mais la masse cancéreuse qui enveloppe la veine cave n'adhère pas à la colonne vertébrale.

Réflexions. — Cette observation est intéressante à deux points de vue. On y trouve d'abord un cancer primitif du foie qui est indiscutable, et de plus, l'observation montre que ce cancer primitif peut coexister avec la cirrhose. Le cancer n'avait pas été diagnostiqué pendant la vie, parce que la maladie avait tout à fait l'aspect d'une cirrhose simple. Cependant, la marche rapide de l'infiltration des membres inférieurs aurait pu faire supposer un autre obstacle à la circulation en retour. C'est évidemment la thrombose de la veine cave inférieure qui a déterminé une fin si rapide.

M. Houel. — Un assez grand nombre de cancers du foie, supposés primitifs, ont été déjà présentés à la Société, mais pour la plupart, cette interprétation était douteuse. L'exemple actuel paraît incontestable, mais il est tout à fait exceptionnel de voir la cirrhose coexister avec le cancer.

M. Charcot. — L'aspect extérieur est plutôt celui du foie muscade que d'une vraie cirrhose.

Étude microscopique.

Les recherches que nous avons poursuivies avec M. Hanot sur l'histogenèse du cancer hépatique primitif nous ont montré, dans tous les cas où elles nous ont conduit à un résultat positif, que les éléments néoplasiques procèdent des cellules hépatiques. Dans une étude microscopique, le terme cancer doit donc céder la place au terme épithéliome.

D'après la disposition des éléments épithéliomateux et du stroma conjonctif, on peut reconnaître au cancer hépatique primitif trois formes histologiques : 1° la forme alvéolaire ; 2° la forme trabéculaire ou tubulée ; 3° la forme trabéculo-alvéolaire ou tubulo-alvéolaire. Ces trois formes appartiennent, bien qu'avec une inégale fréquence, au cancer massif et au cancer nodulaire, au cancer isolé et à l'hybridité cancer et cirrhose. Il n'est donc point de forme anatomo-microscopique correspondant exclusivement à l'une des formes anatomo-macroscopiques du carcinome primitif du foie. En d'autres termes, l'étude histologique du cancer massif ne comporte rien de spécial, et se rattache à l'étude histologique générale du cancer hépatique primitif.

I

Ce serait une erreur de croire que l'épithéliome alvéolaire hépatique primitif se montre constamment avec les mêmes caractères. Si le stroma conserve dans tous les cas une disposition assez uniforme, les éléments néoplasiques contenus dans ses logettes sont susceptibles de variations notables dans leurs dimensions, leur forme et leurs caractères micro-chimiques.

Après avoir comparé entre eux les différents faits d'épithéliome alvéolaire que nous avons eu l'occasion d'étudier, nous avons cru devoir en distinguer quatre types principaux : 1° l'épithéliome alvéolaire à cellules gigantesques ; 2° l'épithéliome alvéolaire à petites cellules polyédriques ; 3° l'épithéliome alvéolaire à cellules cylindriques ; 4° l'épithéliome alvéolaire à cellules polymorphes.

L'épithéliome alvéolaire à cellules gigantesques et l'épithéliome alvéolaire à cellules cylindriques sont d'une grande rareté. Nous ne les avons rencontrés qu'une seule fois chacun. Dans l'un et l'autre cas, le cancer affectait la disposition nodulaire.

L'épithéliome alvéolaire à petites cellules polyédriques est plus commun. Nous en avons observé trois exemples. Deux fois il s'agissait de cancers nodulaires, une fois de cancer massif. Ce dernier fait trouve ici naturellement sa place.

OBSERVATION X

(Inédite. — Les détails cliniques de cette observation
nous ont été obligeamment communiqués par notre cher ami
Maurice Lebreton.)

Cancer massif — en amande — du lobe hépatique droit. — Cancer secondaire des poumons, des ganglions médiastinaux et des ganglions sus-claviculaires. — Histologiquement : Epithéliome alvéolaire à petites cellules polyédriques.

Libersalle, 30 ans, mécanicienne, entrée le 30 juillet 1883, à l'hôpital Saint-Antoine, pavillon Lorain, lit n° 13, service de M. Sevestre.

Histoire clinique. —Fièvre typhoïde il y a un an.

Depuis trois mois, difficulté des digestions : ballonnement stomacal aussitôt après l'ingestion des aliments, forçant la malade à désserrer son corset. Pas de nausées ni de vomissements. Dégoût pour les aliments : la malade se nourrit presque exclusivement de salades, fruits et légumes verts. Peu à peu ses forces ont diminué, elle a maigri et a été obligée de garder le lit presque toute la journée, tant les symptômes d'anémie se prononçaient (pâleur, bourdonnements d'oreille, sueurs froides, brouillard devant la vue). Depuis deux mois un peu de toux. Depuis quinze jours pyrosis, et quelques pituites le matin.

La malade à son entrée à l'hôpital est très pâle, très anémique. Elle se plaint beaucoup de l'estomac. La langue est blanche. Le ventre est tendu, douloureux à la pression, surtout à droite.

Les urines sont rares (une seule miction par jour), peu abondantes (1/2 litre environ), rouges, épaisses, troubles. Elles ne contiennent pas d'albumine.

Règles régulières; pertes blanches abondantes.

Le foie, volumineux, descend jusqu'à l'ombilic. Il est lisse, uni. On a l'idée d'un foie amyloïde : mais il n'y pas d'albumine dans les urines et pas de diarrhée. La cirrhose hypertrophique est également écartée : il n'y a pas d'ictère. C'est cependant vers ce diagnostic qu'on pencherait.

Ascite de moyenne intensité.

La rate n'est pas augmentée de volume.

Cœur et poumons sains.

2 *août*. — La malade présente depuis deux jours une petite tumeur ganglionnaire de la grosseur d'un marron, située dans le triangle sus-claviculaire. Œdème des jambes.

Le malade va en s'affaiblissant de plus en plus. Pas d'ictère. Pas de vomissements. Mort le 10 septembre.

Autopsie. — Foie : cancer primitif du lobe droit; nodosité à gauche. Tout le lobe droit du foie présente une hypertrophie en masse extrême. Son aspect extérieur est normal. Mais à la coupe voici ce qu'on remarque : tout l'extérieur est formé d'une bande de tissu sain, le centre est comme marbré, sans trace de lobulation, mais présentant des îlots blancs irréguliers et inégaux alternant avec du tissu foncé. Toute cette partie centrale, est semblable. Le lobe gauche est sain, sauf qu'il contient un gros marron cancéreux.

Il existe des noyaux secondaires dans les poumons, dans les ganglions médiastinaux, dans les ganglions sus-claviculaires.

Tous les organes abdominaux ont été examinés, et trouvés

sains. Il n'y avait en particulier rien dans l'estomac, ni dans le système porte.

Examen histologique. — La masse cancéreuse contenue dans le lobe gauche du foie, ainsi que les noyaux secondaires développés dans les poumons et les ganglions n'ont pas été examinés au microscope. Les coupes ont porté uniquement sur la masse cancéreuse développée dans le lobe droit du foie.

Nous rapporterons successivement les résultats que nous a fournis l'examen histologique du centre et de la bordure de cette masse néoplasique.

1° *Coupes pratiquées en divers points du centre de la masse cancéreuse occupant la presque totalité du lobe droit du foie.* — Nous avons indiqué que le lobe droit du foie était transformé en une masse néoplasique d'aspect marbré, composée d'îlots irréguliers et inégaux alternativement blancs et foncés.

En regardant les coupes par transparence après coloration avec le picro-carmin, l'on reconnaît que les îlots blancs se sont colorés en rose et que les îlots sombres ont pris une teinte jaune clair. Ces différences de coloration des divers points de la masse cancéreuse trouvent leur explication dans l'examen microscopique qui montre que les marbrures blanches colorées en rose par le picro-carmin répondent aux parties vivaces de la néoplasie, et que les marbrures sombres teintes en jaune clair par le picro-carmin répondent aux parties mortifiées, ou en voie de mortification.

En aucun point il n'existe la moindre trace de la disposition lobulaire et trabéculaire normale du foie. Le parenchyme hépatique a partout complètement disparu, cédant la place à d'innombrables éléments cancéreux plongés dans les mailles d'un stroma conjonctif.

La disposition du stroma est en somme d'une grande simplicité. Il est formé d'îlots scléreux et de bandes fibreuses parfois annulaires, le plus souvent irrégulières et sinueuses, desquelles partent des travées plus fines circonscrivant des alvéoles arrondis, ovalaires ou irréguliers, de dimensions le plus souvent inégales et peu considérables.

Formé d'un tissu conjonctif adulte, le stroma ne renferme qu'un petit nombre de cellules embryonnaires. Par places, ses plus grosses travées contiennent du pigment biliaire libre ou des éléments cellulaires arrondis ou allongés, remplis de pigment biliaire, dont le noyau est difficilement visible.

Dans les alvéoles du tissu conjonctif les éléments cancéreux sont entassés sans ordre. Ceux qui répondent à la périphérie de l'alvéole, et qui sont en contact avec le stroma ne se disposent jamais perpendiculairement à lui.

Pris individuellement, ils se rapportent en général au type suivant : leur forme est polyédrique par pression réciproque, ou globuleuse à l'état d'isolement ; leurs dimensions sont faibles, leur diamètre oscillant autour de 13 μ. ; leur protoplasma est fortement granuleux et se colore en jaune par le picro-carmin ; leur noyau est arrondi, possède 8 μ. environ de diamètre et se colore en rouge vif par le picro-carmin, et en violet intense par l'hématoxyline.

A côté des cellules cancéreuses se rattachant au type précédent, on en trouve quelques-unes qui sont plus volumineuses et contiennent plusieurs noyaux ou un seul gros noyau arrondi, ovalaire ou en bissac: Dans un assez grand nombre d'alvéoles les cellules cancéreuses, tout en présentant la disposition et les caractères individuels que nous venons d'énumérer, montrent dans leurs interstices des granulations et des blocs biliaires.

Dans les îlots mortifiés, les éléments cancéreux ne laissent plus voir de noyaux après coloration par le picrocarmin ou l'hématoxyline. Leurs contours deviennent peu distincts, et ils se teintent uniformément en jaune brun sale par le picro-carmin.

Les vaisseaux perméables sont peu nombreux au milieu de la masse néoplasique. Presque tous occupent les îlots vivaces dont ils ont prévenu la mortification. Ce n'est qu'exceptionnellement que l'on peut saisir dans les coupes la section longitudinale ou transversale de vaisseaux qu'il est légitime de considérer comme dépendant du système des veines sus-hépatiques. Presque toujours d'ailleurs, ils sont remplis de bouchons épithéliomateux. Il est assez commun, au contraire, de reconnaître parmi les îlots scléreux du stroma la coupe d'un certain nombre d'espaces-porte. Les canaux biliaires qu'ils contenaient ont à peu près partout disparu ; quelques-uns cependant subsistent et sont pourvus d'une lumière rétrécie, et d'un épithélium granuleux. Les ramifications de l'artère hépatique ont des parois épaissies aux dépens de leur cavité devenue plus étroite ; souvent même, elles sont complètement oblitérées, et ne marquent plus leur place que par un petit agglomérat de fibres élastiques. Les ramifications de la veine porte sont partout obturées par des éléments cancéreux possédant les mêmes caractères que ceux que nous avons décrits dans les alvéoles du stroma.

2° *Coupes pratiquées à la bordure de la masse cancéreuse, et comprenant la périphérie de cette masse, et les parties adjacentes du parenchyme hépatique.*

Dans ces coupes, l'on peut distinguer pour la commodité de la description trois zones, l'un interne, l'autre externe, la troisième intermédiaire.

La zone interne répond aux parties périphériques de la masse carcinomateuse. De coloration blanche à l'œil nu, et rose après l'action du picro-carmin, elle offre exactement la même structure que les îlots blancs à l'œil nu et roses après coloration par le picro-carmin que nous avons distingués dans la partie centrale de la néoplasie, c'est-à-dire qu'elle est formée d'un stroma fibreux alvéolaire dans lequel sont contenues des cellules jeunes et vivaces. Disons cependant qu'ici les alvéoles ont fréquemment une forme allongée et que dans leurs interstices, n'existent point de grains pigmentaires.

La zone externe comprend la mince bande de tissu hépatique interposée à la masse cancéreuse et à la capsule de Glisson. Les travées hépatiques y sont sur un grand nombre de points fortement comprimées. Par places même, elles ont complètement disparu, si bien que les alvéoles cancéreux s'avancent jusqu'au contact de la capsule de Glisson. Mais ailleurs, la compression des travées du foie est minime ou nulle. A ce niveau, le parenchyme hépatique a subi les modifications suivantes : le tissu conjonctif péri-portal et péri-capillaire prolifère activement; il est considérablement épaissi, et rempli de cellules rondes et fusiformes. La sclérose péri-capillaire a amené la segmentation des travées hépatiques en un certain nombre de tronçons distincts. Chacun de ces tronçons est formé d'éléments qui n'offrent pas les caractères des cellules normales du foie : ils sont nombreux, petits, serrés, pourvus de noyaux vivement colorés par le carmin, et d'un protoplasma teint en jaune brunâtre. N'étaient leur disposition trabéculaire encore reconnaissable, et la coloration jaune brunâtre de leur protoplasma, l'on ne saurait les distinguer des éléments cancéreux, desquels ils se rapprochent par leur nombre, leurs dimensions, et la coloration de leurs noyaux. En étudiant attentivement les préparations, l'on reconnaît que l'augmentation du nombre des cellules hépatiques, la diminution de leur diamètre, et la coloration anormale de leurs noyaux sont l'effet d'un travail hypergénétique qui commence par la coloration anormale des noyaux et leur segmentation, et aboutit à la division du corps protoplasmique c'est-à-dire à la multiplication cellulaire.

La zone moyenne ou zone de transition participe à la fois de la structure de la zone interne et de la structure de la zone externe, c'est-à-dire qu'elle contient dans les mailles d'un stroma conjonctif des blocs de cellules cancéreuses et des tronçons de travées hépatiques modifiées Que le protoplasma des cellules hépatiques perde sa coloration jaune brunâtre pour devenir jaune clair, et la mutation des cellules hépatiques en cellules cancéreuses parfaites sera achevée. Que les éléments constituants des tronçons trabéculaires augmentent encore de nombre et les tronçons trabéculaires de forme cylindrique seront transformés en blocs néoplasiques arrondis ou ovalaires,

La zone de transition renferme ces stades intermédiaires entre l'état de cellules hépatiques modifiées que présentent

les éléments de la zone externe, et l'état de cellules cancéreuses qu'offrent les éléments de la zone interne. On y
voit, dans des cavités arrondies ou ovalaires ressemblant
aux alvéoles cancéreux de la zone interne, des blocs cellulaires qui sont formés d'éléments identiques à ceux de
la zone externe, et d'autre part, dans des cavités allongées,
semblables à celles qui dans la zone externe contiennent
les tronçons trabéculaires, on y voit des éléments cancéreux possédant les mêmes caractères que ceux de la zone
interne. Enfin, on y voit la transformation des cellules
hépatiques modifiées en cellules cancéreuses s'y faire dans
la continuité même des tronçons trabéculaires, si bien que
tel groupe cellulaire qui à une de ses extrémités, possède
les caractères des éléments de la zone externe, à l'autre
possède les caractères des éléments de la zone interne, et
que tel groupe cellulaire qui commence comme un tronçon
trabéculaire finit comme un alvéole cancéreux.

L'épithéliome alvéolaire à cellules polymorphes diffère
de la variété précédente par l'irrégularité de la forme de
ses éléments constituants, ainsi que par l'inégalité de
leurs dimensions. C'est le type le plus souvent réalisé.
Nous l'avons observé trois fois. Dans un cas seulement,
il s'agissait de cancer massif.

OBSERVATION XI

(Inédite. — Nous devons les détails cliniques de cette observation
à l'obligeance de notre ami Jardet.)

*Cancer massif — en amande — du lobe droit du foie. — Cancer
secondaire des ganglions prévertébraux. — Histologiquement :
Epithéliome alvéolaire à cellules polymorphes.*

Veaugelade Charles, 67 ans, homme d'équipe, entre le
13 mars 1885 à l'hôpital de la Pitié, salle Rostan, n° 24, service de M. Cornil suppléé par M. Chauffard.

Histoire clinique. — Cet homme, qui fait remonter à six
semaines le début de son affection, n'a jamais eu de maladies
antérieures, malgré des habitudes alcooliques anciennes.

Ce qui attira tout d'abord son attention, ce fut l'augmentation de volume du ventre, qui apparut sans raisons apprécia-
bles. Les fonctions digestives s'accomplissaient normalement :
le malade n'a jamais vomi, il n'a jamais eu d'ictère. Les jambes commencèrent à enfler il y a trois semaines.

Quand nous voyons cet homme à son entrée, bien qu'il ait
le teint basané et terreux, nous ne trouvons à noter qu'une
ascite considérable, et un œdème, d'ailleurs peu accusé, des
pieds et des jambes.

Par le fait du volume de son ventre, il respire assez pénible-
ment. Il se tient de préférence couché la tête basse, plutôt
qu'à demi assis sur son lit. Le pouls, qui est fréquent, bat
d'une manière inégale et irrégulière. Le cœur a des mouvements sourds, rapides et inégaux ; il présente à l'auscultation
un léger bruit de souffle à la pointe.

La respiration, qui s'exécute assez normalement dans la
partie supérieure de la poitrine, est très faible à la base. L'appétit est petit, mais les digestions s'opèrent bien, et il n'y a
pas de diarrhée. Le ventre, qui est tendu, volumineux, est un
peu saillant et mat dans presque toute son étendue ; la partie

la plus élevée présente seule de la sonorité. Le côté droit ne présente pas de développement veineux indiquant une circulation supplémentaire, comme c'est la règle dans la cirrhose.

15 mars. — En présence de la gêne respiratoire que présente le malade, on lui fait une ponction dans la fosse iliaque gauche. Il s'écoule un liquide clair, comme dans l'ascite de la cirrhose. Des anses intestinales venant à plusieurs reprises obturer la canule, on ne retire que 5 litres de liquide.

16 mars. — Comme le ventre du malade est moins tendu, il est facile d'explorer les organes abdominaux. De cet examen il résulte que le foie n'est pas diminué de volume, mais que au contraire, il dépasse d'un bon travers de doigt environ le rebord des fausses côtes. A la pression il est dur et donne la sensation d'un glaçon qui se déplace et fuit sous les doigts qui dépriment la paroi abdominale.

L'exploration de la rate permet de constater une augmentation dans l'étendue de sa matité.

En présence de tous ces signes fonctionnels et physiques, on porte le diagnostic de cirrhose du foie de nature alcoolique.

26 mars. — Pendant dix jours, le malade a été soulagé; mais la ponction a continué à donner issue à un liquide clair citrin et assez abondant pour mouiller les draps du malade. Cet écoulement pouvait avoir son origine soit dans l'ascite, soit dans la sérosité provenant de la paroi abdominale très œdématiée.

17 avril. — Le malade meurt dans le marasme après être resté deux jours dans un état de prostration extrême.

Autopsie. — L'ouverture du cadavre donne issue à une grande quantité de liquide. Les organes de la cavité abdominale sont en place, et le foie déborde les fausses côtes de près de 2 travers de doigt. Sa face convexe présente sur le lobe gauche des granulations blanches, déprimées au centre et du volume d'une pièce de 50 centimes. Entre ces granulations le tissu hépatique semble normal.

Le lobe droit du foie est le siège d'une énorme masse cancé-

reuse qui atteint la face inférieure, et reste séparée de la face
convexe par une mince bande de tissu sain qui lui forme une
sorte de coque. Au centre de cette production, on voit une
traînée conjonctive contenant des vaisseaux, autour desquels
semble s'être développé le néoplasme comme autour d'une
sorte de hile.

Les nodosités de petit volume présentent le même aspect.
Le vésicule biliaire, le canal cholédoque, l'ampoule de Vater
sont sains et perméables. La veine porte semble légèrement
diminuée de volume à son entrée dans le foie.

Au-devant de la colonne vertébrale et au-dessous du foie,
se trouvent deux ganglions gros comme des marrons, de couleur blanchâtre et de consistance molle comme les noyaux
néoplasiques du foie.

L'estomac et tout le tube digestif, les reins et les testicules
sont sains, ainsi que le pancréas. La rate est volumineuse.

Dans la cavité thoracique, sauf le cœur, dont les cavités
droites sont un peu dilatées, les viscères sont d'apparence normale. La veine cave est lisse et saine. Le corps thyroïde, la
langue et le larynx ne présentent aucune lésion. Il en est de
même du cerveau.

Examen histologique. — La masse néoplasique dont
le lobe droit du foie est le siège, est formée dans toute
son étendue d'un stroma creusé d'alvéoles remplis d'éléments cancéreux.

La disposition du stroma est celle qui est habituelle au
carcinome hépatique. De larges blocs fibreux donnent insertion à leur périphérie à des tractus conjonctifs fins,
irréguliers et sinueux, qui s'entre-croisent et limitent les
alvéoles cancéreux. Les blocs fibreux représentent évidemment la coupe des espaces-porte élargis. Ils renferment
souvent de petites cavités arrondies ou allongées remplies
d'éléments épithéliomateux, et montrent par intervalles

des vaisseaux perméables ou obturés par des bouchons cancéreux. Ils permettent jusqu'à un certain point de diviser la masse néoplasique en lobules correspondant aux lobules hépatiques détruits.

Les cellules carcinomateuses plongées dans les alvéoles du stroma sont mortifiées au centre de chacun des lobules cancéreux, où elles se montrent indistinctes, privées de noyaux, et colorées en brun rosé par le picro-carmin. A la périphérie des lobules cancéreux, au contraire, c'est-à-dire au voisinage des blocs fibreux, elles sont en pleine activité.

Elles sont en général de petite taille et possèdent un diamètre notablement inférieur à celui des cellules hépatiques. Leur forme est variable, tour à tour polyédrique, cunéenne, cylindrique, cubique, etc.

Ordinairement disposées sans ordre dans les mailles du stroma, on peut les voir par places, et particulièrement au contact des blocs fibreux qui limitent les blocs cancéreux, s'implanter perpendiculairement au tissu conjonctif, en même temps qu'elles prennent une forme cubique ou cylindrique. Leur protoplasma, peu abondant, faiblement grenu, se teint à peine par le picro-carmin. Leur noyau arrondi, d'un diamètre à peu près égal à celui des cellules hépatiques, se colore vivement par le carmin.

Les petites nodosités cancéreuses aberrantes disséminées autour de la masse cancéreuse, présentent la même structure que celle-ci. Dans le tissu du foie non envahi par la néoplasie, les cellules hépatiques ont perdu toute disposition trabéculaire, et apparaissent distendues par d'énormes gouttelettes adipeuses ou criblées de grains pigmentaires qui en masquent les noyaux. Le tissu conjonctif des espaces n'y est point élargi, mais contient un grand nombre de petites cellules rondes qui infiltrent la paroi des vaisseaux et surtout des canaux biliaires.

L'union du parenchyme hépatique et de la masse cancéreuse s'opère assez brusquement sans que les lobules du foie soient sensiblement refoulés et comprimés. Les cellules hépatiques cèdent la place aux cellules épithéliomateuses qui apparaissent avec les caractères que nous avons indiqués. Les secondes dérivent-elles des premières? Le fait paraît vraisemblable, mais à cause des altérations dont les cellules hépatiques sont le siège, il est impossible de l'affirmer. Au voisinage immédiat de la production cancéreuse, le tissu conjonctif du foie prolifère activement : les espaces-porte s'élargissent aux dépens des lobules entamés, et la sclérose péri-capillaire amène la segmentation des travées. Ainsi se constituent les blocs fibreux et les mailles conjonctives du stroma qui préexiste à l'apparition des éléments cancéreux.

OBSERVATION XII

(WULFF. *Le cancer primitif du foie*. Th. Doct. Tübingen, 1876, pag. 7 (1).)

Cancer massif du lobe droit du foie. — Histologiquement :
Épithéliome alvéolaire à cellules polymorphes.

Histoire clinique (résumée). — Homme, 38 ans environ, ne présentait aucun trouble morbide du côté de l'abdomen, lorsqu'à la fin du mois d'octobre 1873, il fut jeté par un aubergiste

(1) La thèse de Wulff a été traduite pour nous par notre ami Rieffel. Nous ne saurions trop le remercier de son extrême obligeance.

du haut d'un escalier de quatorze marches, et tomba sur la
région épigastrique. Dans la nuit suivante, il se trouva mal,
eut des vertiges et des vomissements bilieux. Le lendemain,
il souffrait, avait de l'inappétence, et présentait une teinte
jaune. Au bout de dix jours, il entra à l'hôpital. Il y resta environ quatorze jours. Les médecins qui le soignèrent décla-
rèrent qu'il avait la jaunisse, et qu'il était possible que celle-ci
eût quelque relation avec sa chute. A partir de ce moment, il
alla trois fois à l'hôpital. Au début, il offrait plutôt les signes
d'un catarrhe intestinal, que d'une affection hépatique. Ce
n'est qu'à sa dernière entrée, qu'il devint indubitable que les
troubles partaient du foie. Cet organe fortement hypertrophié,
dur à la palpation, semblait pesant au malade. Ascite légère ;
anorexie complète. Le malade s'affaiblit de jour en jour,
l'ascite augmenta, les veines abdominales sous-cutanées se
développèrent, des hématémèses se répétèrent fréquemment,
il se montra une vive douleur dans l'épaule droite, et dans la
nuit du 21 au 22 mai, après une hématémèse abondante, le
malade succomba.

Autopsie (résumée). — Foie très hypertrophié, ayant conservé la forme normale. L'hypertrophie occupe principalement
le lobe droit transformé en une seule masse néoplasiqne. La
surface du foie présente partout un aspect finement bosselé.
Sur une coupe du lobe droit, on ne rencontre qu'en quelques rares endroits, notamment à la face convexe, une bande
de tissu hépatique atrophié d'un centimètre d'épaisseur. Le
reste de ce lobe est totalement changé en une masse néoplasique. Dans les autres parties du foie, existent de petites nodosités du volume d'un haricot environ. Les veines sus-
hépatiques, et les ramifications intra-hépatiques de la veine
porte renferment des bouchons cancéreux.

La muqueuse gastrique est parsemée d'érosions hémorrhagiques. Le canal intestinal est atteint de catarrhe chronique.
Les autres organes sont normaux.

Examen histologique (très abrégé). — La néoplasie présente
la structure alvéolaire. Les éléments cancéreux sont de forme

variée; leurs dimensions oscillent entre 8 et 23 μ. Le parenchyme hépatique présente en dehors de la néoplasie un état
hypertrophique manifeste, et l'on peut suivre nettement la
transformation des cellules hépatiques en éléments épithéliomateux.

II

L'épithéliome trabéculaire ou tubulé est formé d'un
stroma et de travées néoplasiques. Celles-ci se divisent
et s'anastomosent comme les travées normales du foie
desquelles elles dérivent.

De là, l'idée d'une néoplasie bénigne et la désignation
d'adénome appliquée à cette forme histologique de la carcinose primitive du foie. Bien que cette désignation soit
consacrée par les travaux si remarquables de MM. Kelsch
et Kiener (1) et de M. Sabourin (2), nous préférons celle
d'épithéliome trabéculaire qui n'est pas moins expressive,
et qui, selon nous, est mieux appropriée.

Le cancer trabéculaire et le cancer alvéolaire ont pour
point de départ commun la cellule hépatique; ils frappent
l'un et l'autre le foie en masse ou par points disséminés,
évoluant ou non parallèlement à la cirrhose; ils reconnais-
sent les mêmes conditions étiologiques, engendrent les
mêmes symptômes, présentent la même marche envahis-
sante et infectante (3), et comportent le même pronos-
tic. Ce sont donc des néoplasies de même essence et qui
doivent être groupées sous le même chef.

(1) KELSCH ET KIENER. Contribut. à l'histoire de l'adénome du foie. *Archiv.
de physiolog.*, 1876, p. 622.
(2) SABOURIN. Contribut. à l'étude des lésions du parenchyme hépatique
dans la cirrhose. Essai sur l'adénome du foie. *Th. Doct.* Paris, 1881.
(3) Au moins par rapport au système vasculaire à sang rouge.

Bien que l'épithéliome trabéculaire s'observe habituellement dans l'hybridité cancer nodulaire et cirrhose, nous
ne saurions le considérer avec M. Sabourin comme une
complication de la cirrhose ou comme un accident au
cours de la cirrhose.

Une telle interprétation tombe devant ce fait que
l'« adénome » peut exister sans cirrhose (1).

Notre ami M. Ballet nous a communiqué les coupes
d'un cancer nodulaire du foie recueilli chez le cheval,
dans lesquelles la disposition trabéculaire ou tubulée des
éléments néoplasiques est évidente en l'absence de toute
cirrhose. D'autre part dans le fait suivant où la cirrhose
fait également défaut, la disposition trabéculaire des éléments épithéliomateux est si parfaite, que la topographie
ordinaire du foie est conservée, et qu'il semble qu'à chaque lobule hépatique se soit substitué sur place un lobule cancéreux. Il n'en est pas de même habituellement
dans l'épithéliome trabéculaire où l'hypertrophie des travées néoplasiques amène la destruction de l'ordination normale. Pour exprimer ce qu'il y a de singulier dans ce fait,
nous proposons de lui appliquer la désignation d'*épithéliome trabéculaire radié*.

(1) Nous développerons ailleurs cette idée que la coexistence de la cirrhose et de l'épithéliome trabéculaire doit être rattachée à l'irritation simul-
tanée de la cellule hépatique et du tissu conjonctif du foie par certains
agents solubles ou figurés.

OBSERVATION XIII

(Les détails cliniques et anatomo-macroscopiques de cette observation ont
été communiqués à la Société anatomique par M. Gilles de la Tourette
dans la séance du 25 mars 1881. — La partie histologique est inédite.
Nous l'avons rédigée d'après des coupes qui nous ont été communiquées
par notre maître M. Gombault.)

Cancer massif de la presque totalité du foie.
Histologiquement : Épithéliome trabéculaire radié.

Person, 58 ans, cartonnière, entrée le 18 février 1881
Hôtel-Dieu annexe, salle Saint-Landry, lit n° 4, service de
M. Landouzy.

Histoire clinique. — Pas d'antécédents héréditaires ; son
père et sa mère sont morts dans un âge avancé ; elle a encore
une sœur bien portante ; deux de ses frères seraient morts,
l'un à 55 ans, l'autre à 56 de maladie indéterminée.

Elle n'a pas eu de gourme pendant son enfance ; elle a été
réglée à 11 ans et demi et a cessé de l'être à 53 ans. Elle a eu
14 enfants ; deux seulement sont vivants ; les autres sont tous
morts en bas âge, le plus vieux à 4 ans, le plus jeune à
17 mois, de convulsions, de rougeole ou autres affections infan-
tiles. Elle a fait en outre trois fausses couches. A 16 ans elle
a eu la rougeole, la fièvre cérébrale et une fluxion de poitrine.
Depuis dix ans elle est rhumatisante, sans attaques franche-
ment aiguës. Néanmoins, elle se portait d'une façon relativement satisfaisante, lorsque, sans cause appréciable, il y a
six mois elle a commencé à perdre l'appétit. Après le repas,
l'estomac se remplissait de gaz, il y avait un peu de météorisme abdominal, en un mot tous les signes d'une dyspepsie
flatulente des plus accentuées. Ces phénomènes marchaient
de pair avec un amaigrissement qui allait croissant de jour
en jour, en même temps l'épigastre et l'hypochondre droit
devenaient le siège de douleurs spontanées exaspérées par la

pression. Le 17 décembre survenait un ictère assez intense pour lequel elle entre à l'hôpital Lariboisière; au bout de trois semaines, la teinte ictérique disparut et fit place à une teinte jaune sale très marquée. A partir de ce moment apparurent des vomissements, alimentaires surtout, et presque incessants. L'estomac ne pouvait tolérer aucune nourriture, l'appétit s'affaiblissait de plus en plus, et il survenait un dégoût presque invincible pour les aliments azotés, la viande en particulier. Ces vomissements, qui coïncidaient avec une constipation opiniâtre, se continuèrent jusqu'au milieu de janvier. A cette époque il y eut une légère accalmie, mais bientôt les forces diminuèrent de plus en plus, et, les vomissements survenant à nouveau, la malade dut entrer à l'hôpital où nous la trouvons ajourd'hui (18 février 1881).

P... de taille moyenne, avec un certain degré de lordose lombaire probablement rachitique et datant de la première enfance, est très énervée; les traits sont tirés; le teint jaune cachectique, la peau sèche et écailleuse. Il existe un léger œdème malléolaire. Les poumons et le cœur fonctionnent normalement, le pouls est à 70, la température rectale donne 37°6; les urines sont peu abondantes, non albumineuses, la constipation rebelle; les selles sont décolorées mais très fétides. La palpation de l'hypochondre droit est douloureuse. De même pour la région épigastrique. La main qui explore sent nettement que les fausses côtes sont soulevées dans tout l'hypochondre par une masse volumineuse, lisse, douloureuse à la pression et ne pouvant appartenir qu'au foie, dont le bord tranchant semble émoussé et arrondi. La rate paraît avoir son volume normal; la région épigastrique, quoique douloureuse, ne donne pas la sensation nette d'une tumeur, le péritoine ne semble pas envahi.

21 *février*. — L'œdème malléolaire double oscille; il apparaît et disparaît d'un jour à l'autre; la malade ne prend aucun aliment solide et se nourrit uniquement de lait et de bouillon; du reste le plus souvent il ne s'écoule pas une demi-heure sans que le vomissement survienne. A ce propos, il

convient de dire que jamais P. n'a eu de vomissements noirs, pas plus que nous n'avons constaté de sang dans ses garde-robes.

25 février. — Les symptômes restent les mêmes, les vomissements se sont un peu arrêtés sous l'influence de la glace et de l'eau de Seltz ; douleurs continues dans l'hypochondre droit ; pas d'ictère.

7 mars. — La malade s'affaiblit de plus en plus, l'émaciation fait des progrès rapides ; les vomissements sont incessants ; le soir la peau est chaude, le pouls rapide. Ces phénomènes se continuèrent ainsi sans caractères particuliers, si ce n'est qu'à partir de ce moment, tous les soirs, la température rectale donnait de 38°8 à 39°5, avec rémission matinale. Néanmoins les derniers jours, la fièvre devint continue et sans inflammation appréciable, la malade succomba le 18 mars.

Autopsie (36 heures après la mort). — A l'ouverture de la cavité thoracique, on constate un peu d'épanchement du côté droit ; le poumon, de ce côté, est bridé par quelques fausses membranes molles et pulpeuses ; le parenchyme pulmonaire droit et gauche est sain. Le cœur est normal, un peu flasque et décoloré. L'examen le plus attentif de l'estomac, de la rate, des poumons, de l'intestin et des ganglions mésentériques, des reins et des capsules surrénales, permet de constater que ces viscères ne sont nullement altérés. L'utérus et ses annexes, y compris la vessie, sont normaux. La peau, la glande mammaire, les globes oculaires ne présentent rien de particulier, le cerveau est intact ; une coupe transversale de la colonne vertébrale ne révèle rien d'anormal. Il n'en est pas de même du foie : celui-ci est volumineux, bien qu'il ne paraisse pas excéder de plus d'un quart le volume d'un foie normal. Il est lisse et la face convexe paraît, surtout à droite, transformée en une vaste masse jaune clair. Une coupe faite à ce niveau, montre nettement une dégénération particulière du parenchyme sous forme de tissu dur, compact, réuni en bloc, criant presque sous le scalpel, et ne donnant pas de suc au raclage ; presque tout le lobe droit, le lobe de Spiegel et le lobe carré sont réunis en une masse offrant les caractères sus-indiqués ; dans le lobe gauche moins envahi, on voit sur une coupe perpendiculaire au grand diamètre, de petits îlots arrondis, gélatiniformes et grisâtres, qui paraissent être le point de départ de la lésion, et forment par leur réunion, une espèce de contour polycyclique, réunissant des masses de couleur jaunâtre réunies en bloc, du volume environ d'un œuf de poule. Les voies biliaires sont partout perméables ; pas de calculs dans la vésicule ; pas de ganglions au niveau du hile ; rien dans le péritoine, pas de traces d'ascite ou de périhépa-tite.

Examen histologique. — Nous allons successivement relater les résultats fournis par l'examen histologique des parties saines en apparence du parenchyme hépatique, ainsi que par l'examen des parties périphériques et du centre de la masse néoplasique.

1° *Coupes portant sur les parties saines en apparence du parenchyme hépatique.* — Les cellules hépatiques possèdent un protoplasma fortement granuleux, qui sous l'influence du picro-carmin prend la coloration jaune-brun habituelle. Leurs noyaux, de taille très inégale, ici hypertrophiés, là multipliés, sont colorés par le carmin d'une façon intense. Le tissu conjonctif des espaces-porte contient un grand nombre de petites cellules rondes qui semblent plus spécialement disposées autour des canaux biliaires. Les ramifications de l'artère hépatique montrent des parois épaissies par suite de l'hypergenèse des éléments élastiques qui entrent dans leur constitution ; quelques-unes d'entre elles sont même complètement oblitérées, et apparaissent sous la forme de blocs élastiques arrondis. Les ramifications de la veine porte, presque partout perméables, sont sur

quelques points obturées par des éléments épithéliomateux.

2° *Coupes portant sur la partie périphérique de la masse
néoplasique.* — La continuité de la masse néoplasique
avec le tissu du foie sain en apparence, se fait brusquement. Au contact de la masse néoplasique, les lobules
hépatiques ne sont pas d'ailleurs comprimés, ou le sont
par places à un très faible degré.

La néoplasie conserve la disposition lobulaire et la disposition trabéculaire qui appartiennent au parenchyme
hépatique normal, de telle sorte que l'on peut dire qu'à
chaque lobule hépatique s'est substitué un lobule cancéreux et à chaque travée hépatique une travée cancéreuse.
La périphérie des lobules cancéreux est marquée, comme
celle des lobules hépatiques, par des îlots conjonctifs qui
représentent la coupe d'autant d'espaces-porte. Ces îlots
conjonctifs, dont la forme est irrégulièrement arrondie ou
triangulaire, sont en général plus larges que les espaces
normaux du foie. Ils sont formés d'un tissu conjonctif
scléreux ne renfermant pas de cellules rondes, ou n'en
contenant que quelques-unes. Les canaux biliaires y ont
complètement disparu, ou marquent encore la place qu'ils
occupaient par de petites traînées de cellules rondes ou
fusiformes. Les artérioles y sont béantes, si elles sont de
gros calibre, sinon, elles y montrent une lumière rétrécie
ou oblitérée et des parois épaissies par la multiplication
de leurs éléments élastiques. Les veinules en ont disparu
sans laisser de traces, ou y sont obturées par des bouchons
épithéliomateux composés d'éléments placés sans ordre,
ou implantés perpendiculairement à la paroi vasculaire.

Le centre des lobules cancéreux est occupé par la veine

intra-lobulaire qui habituellement est transformée en un petit noyau scléreux imperforé. Parfois, elle reste perméable contenant ou non des éléments cancéreux.

De la veine centrale du lobule cancéreux partent, en rayonnant, en se divisant et en se subdivisant, les travées cancéreuses dont le diamètre est égal ou un peu supérieur à celui des travées hépatiques normales.

A l'examen avec un fort grossissement, l'on reconnaît que les travées néoplasiques sont entourées d'une gaine tantôt extrêmement mince et formée d'une seule rangée de cellules plates pourvues de noyaux allongés, tantôt épaisse, et constituée par un tissu conjonctif scléreux. Elles sont donc limitées, soit par la paroi simple des capillaires radiés, soit par un tissu résultant d'une sclérose péri-capillaire plus ou moins intense.

Elles sont essentiellement formées d'éléments de petite taille, dont le diamètre, d'ailleurs très inégal, est notablement inférieur à celui des cellules hépatiques. D'ordinaire polyédriques par pression réciproque, elles s'aplatissent sur certains points, et ailleurs deviennent cubiques ou même cylindriques. Leur noyau unique ou multiple, arrondi, ovalaire, ou allongé, se colore en rouge vif par le carmin, ou se teint en rose tendre laissant alors apparaître un ou plusieurs petits nucléoles. Leur protoplasma peu abondant, fortement granuleux, se colore en jaune brunâtre par le picro-carmin ; il offre donc les mêmes caractères micro-chimiques que le protoplasma des cellules hépatiques, avec cette restriction cependant qu'il est un peu moins opaque que celui-ci.

L'agencement des éléments constitutifs des trabécules cancéreuses est variable. Il n'est pas de règle qu'ils soient entassés sans ordre formant des cylindres pleins. Le plus souvent ils s'écartent limitant une cavité centrale largement béante ou étroite et fissurale. Les travées cancéreuses prennent alors l'aspect de tubes glandulaires. Les cellules qui bordent les cavités trabéculaires sont cylindriques, cubiques ou aplaties; parfois on les voit prendre la forme des cellules sécrétoires des tubes du rein ou des acini des glandes salivaires et contenir comme ces dernières des noyaux ovalaires réfugiés au contact de l'enveloppe conjonctive des trabécules. La cavité trabéculaire est tantôt libre, et tantôt occupée par des éléments mortifiés ou par de petits blocs colloïdes.

Malgré l'apparence adénomateuse fournie par les trabécules cancéreuses, et malgré les caractères micro-chimiques offerts par les éléments constituants, il est certain que la fonction biliaire, de même que vraisemblablement les autres fonctions hépatiques, sont annihilées dans toute l'étendue du néoplasme. Les conduits excréteurs de la bile étant en effet détruits et oblitérés, si la sécrétion biliaire n'avait point été tarie, les tubes trabéculaires ainsi que le protoplasma des éléments constituants, eussent été remplis de blocs et grains pigmentaires liés à la rétention de la bile.

Examinées avec un faible grossissement, les travées pseudo-adénomateuses offrent une coloration bien plus rose que les travées hépatiques normales à cause de la multiplicité et de la petitesse des éléments constituants, de la faible quantité de leur protoplasma, et du rapprochement de leurs noyaux. Ce fait permet de tracer aisément les limites de la néoplasie.

Il est un certain nombre de lobules qui sont à cheval

sur les parties saines (1) et sur la masse épithéliomateuse, offrant dans un de leurs segments la structure du tissu sain, et dans l'autre, la structure du tissu morbide. Dans ces lobules, on peut voir un grand nombre de travées qui commencent comme des travées hépatiques et finissent comme des travées pseudo-adénomateuses. Avec un fort grossissement, on peut étudier le détail de cette métamorphose. En somme, les cellules hépatiques pourvues de noyaux hypertrophiés multipliés et vivement teintés, se résolvent subitement par division de leur protoplasma en un grand nombre d'éléments qui possèdent les caractères que nous avons décrits aux éléments néoplasiques.

3° *Coupes portant sur la partie centrale de la masse néoplasique.* — La description que nous venons de donner de la masse néoplasique n'est applicable qu'à une zone très étroite répondant à sa bordure. En dedans de cette zone, elle présente la structure suivante : dans toute son étendue elle est décomposable en lobules dont le centre présente souvent un petit noyau fibreux, vestige de la veine intra-lobulaire et dont les limites sont marquées par de petits îlots scléreux complètement privés de vaisseaux et de canaux biliaires, ou contenant encore quelques artérioles perméables et quelques veinules remplies de cellules cancéreuses. Dans chaque lobule, les éléments néoplasiques ont la disposition de travées radiées, séparées les unes des autres par un tissu conjonctif plus ou moins abondant. Privés de suc nutritif, par suite du

---

(1) Pour plus de concision, nous employons ce qualificatif pour désigner les parties qui sont situées en dehors de la masse cancéreuse. Nous avons montré qu'elles ne sont saines qu'en apparence et que déjà les cellules hépatiques, le tissu conjonctif et les vaisseaux y montrent des altérations notables.

rétrécissement ou de l'oblitération des artérioles et par suite de l'obturation des veines par des bouchons néoplasiques, les lobules cancéreux sont nécrobiosés dans leur partie centrale. Seule leur partie périphérique, recevant encore par l'intermédiaire des îlots scléreux quelque apport nourricier, reste souvent vivace. Lorsqu'il en est ainsi, les travées néoplasiques radiées, formées dans leur segment interne, d'éléments privés de noyaux, indistincts et confondus en une masse commune d'une coloration jaune sale, sont dans leur segment périphérique plein ou canaliculé, formées d'éléments extrêmement nombreux, pourvus de noyaux vivement colorés et d'un protoplasma qui, très peu abondant, est habituellement faiblement granuleux et beaucoup moins teinté par l'acide picrique que le protoplasma des cellules hépatiques.

III

De même qu'il existe anatomo-macroscopiquement des faits bâtards qui participent à la fois des caractères du cancer massif et des caractères du cancer nodulaire, de même, anatomo-microscopiquement l'on peut rencontrer des cas qui présentent simultanément le type alvéolaire et le type trabéculaire. C'est à cet ordre de faits que nous donnons l'appellation d'épithéliome trabéculo-alvéolaire ou tubulo-alvéolaire.

Naunyn (1), Wulff (2) et Brissaud (3), qui ont rapporté

(1) Naunyn. Sur le développement du cancer du foie. *Archiv. d'anat. et de physiolog.*, 1866, p. 725.

(2) Wulff. Le cancer primitif du foie. Th. Doct., Tübingen, 1876.

(3) Brissaud. Adénome et cancer hépatiques, *Archiv. gén. de médecine*, 1885, p. 129.

des observations de cet ordre, les considèrent comme des exemples de transformation de l' « adénome » en cancer.

L' « adénome », tel qu'il a été décrit par MM. Kelsch et Kiener et par M. Sabourin, ne constituant selon nous qu'une forme particulière de la carcinose hépatique, ne saurait subir la transformation cancéreuse.

Dans notre conception, la disposition trabéculaire et la disposition alvéolaire du cancer hépatique dépendent uniquement des modifications que subit le tissu conjonctif péri-capillaire consécutivement à la pullulation carcinomateuse de l'épithélium hépatique. Si la sclérose carcinomateuse péri-capillaire fait défaut, ou bien si elle respecte la continuité des travées épithéliomateuses, celles-ci conservent assez exactement l'agencement normal et le cancer demeure trabéculaire. Si, au contraire, le tissu conjonctif auquel donne naissance la sclérose carcinomateuse péri-capillaire, s'entre-croise d'un côté à l'autre des travées, amenant la formation de logettes dans lesquelles les tronçons trabéculaires modifiés par le processus morbide demeurent inclus, le cancer alvéolaire est réalisé. Enfin, si la sclérose péri-capillaire se comporte différemment dans les divers points de la néoplasie, celle-ci revêt histologiquement le type trabéculo-alvéolaire.

Nous ne saurions nous étendre ici plus longtemps sur la question des rapports de l'« adénome » et du cancer. Nous aurons prochainement l'occasion de la discuter plus à propos dans l'étude que nous nous proposons d'entreprendre sur le cancer hépatique primitif en général.

SYMPTOMATOLOGIE

La carcinose massive du foie, plus commune chez l'homme que chez la femme, survient à l'âge moyen de la vie ou dans un âge avancé, et paraît le plus souvent en relation avec l'abus des boissons alcooliques.

Elle se traduit par un ensemble symptomatique véritablement saisissant.

Son développement s'annonce par la suppression de l'appétit, l'apparition de troubles dyspeptiques et parfois de phénomènes douloureux, en même temps que par la diminution des forces, l'amaigrissement et la décoloration des téguments.

Le foie augmente de volume, soulève les fausses côtes dont il dépasse le rebord, et présente à la palpation une surface lisse et résistante. L'ascite apparaît rarement, ainsi que la dilatation des veines abdominales sous-cutanées. Les vomissements et l'ictère font presque constamment défaut.

La peau et les muqueuses deviennent d'une extrême pâleur, l'émaciation et la faiblesse atteignent les dernières limites, les malléoles s'œdématient, et la mort survient d'un à sept mois après le début des accidents.

Dans ce tableau rapide, nous ne voyons pas signalé l'état marronné de la surface du foie, sans lequel, d'après les traditions classiques, il semble que le carcinome du foie ne puisse exister, et nous ne voyons indiqués, qu'à titre d'exception, l'ictère, la teinte jaune paille, les vomissements, les douleurs, l'ascite, et la dilatation des veines sous-cutanées.

Mais étudions les choses de plus près, et procédons méthodiquement à l'examen détaillé des divers symptômes que nous venons d'énumérer.

I

Le foie ne peut être lésé sans que bientôt les fonctions digestives ne soient troublées profondément. Dans le cancer, plus encore que dans la cirrhose, les désordres digestifs sont précoces et accentués. Dès le début de l'affection, l'appétit diminue et se supprime complètement. Les aliments deviennent insipides, et la viande inspire une répulsion particulière. Après les repas se montrent de la pesanteur stomacale et du météorisme, qui sont dans quelques cas accompagnés de nausées et de vomissements.

Les douleurs sont rares au commencement de la maladie, aussi bien que pendant toute la durée de son évolution. Lorsqu'elles apparaissent, elles occupent l'épigastre et l'hypochondre droit, d'où elles s'irradient vers l'épaule correspondante.

II

A la phase d'état du cancer massif, l'habitus général du malade, les signes physiques fournis par l'examen du ventre et les troubles des diverses fonctions forment un ensemble caractéristique.

Les joues sont amaigries, les membres sont grêles et contrastent avec le développement progressif du ventre. La faiblesse est grande. Les téguments n'ont point d'ordinaire la coloration jaune paille du cancer, mais une teinte pâle qui rappelle assez exactement celle de la leucémie ou celle des anémies graves. En fait, à en juger par la seule observation où la numération des globules soit consignée, l'aglobulie n'est pas seulement extrême en apparence, puisque le chiffre des hématies peut descendre à 600,000.

L'abdomen est augmenté de volume dans des proportions qui varient avec chaque cas particulier. Comme dans la cirrhose hypertrophique, il est bombé dans sa partie supérieure ou sus-ombilicale, et normal dans ses parties déclives. Sa déformation tient essentiellement à l'hypertrophie du foie, à laquelle peut se joindre l'hypertrophie de la rate. Souvent l'augmentation de volume du ventre s'accompagne de l'évasement de la base du thorax, dont les fausses côtes sont particulièrement du côté droit fortement déjetées en dehors.

Par la palpation, l'on reconnaît que le foie dépasse le

rebord costal d'un ou plusieurs travers de doigt, ou même qu'il descend jusqu'aux approches de l'épine iliaque antérieure et supérieure. Il envahit la région épigastrique, s'avance vers l'ombilic qu'il peut atteindre ou déborder, et remplit une partie de l'hypochondre gauche. Son bord antérieur, obliquement dirigé, demeure tranchant ou prend une forme arrondie. Sa surface reste lisse, et offre une dureté ligneuse ou pierreuse. Sa limite supérieure, indiquée par la percussion, conserve avec la cage thoracique ses rapports habituels ou remonte légèrement. Sur la ligne mamelonnaire droite, l'étendue de la matité hépatique oscille entre les limites normales et $0^m,15$, $0^m,20$, ou même $0^m,30$; sur la ligne médiane antérieure ou xyphoïdienne elle peut atteindre $0^m,10$, $0^m,15$ et $0^m,20$; sur la ligne axillaire droite, elle peut dépasser $0^m,15$ enfin, sur la ligne dorsale droite ou scapulaire droite, la matité hépatique peut s'étendre depuis l'angle de l'omoplate jusqu'à la base de la poitrine.

L'ascite, accompagnée de la dilatation des veines abdominales sous-cutanées, ne vient que rarement masquer en partie l'état du foie.

En tête des troubles fonctionnels qui accompagnent la phase de floraison du cancer massif, il faut placer l'hypocholie ou l'acholie (1). Transformée presque totalement en une masse néoplasique, et profondément altérée déjà, ainsi que le montre l'examen histologique, dans ses parties demeurées saines à l'œil nu, la glande hépatique est devenue complètement ou incomplètement inapte à rem-

____

(1) Nous donnons au terme acholie le sens que lui attribue M. Hanot.

plir ses diverses fonctions, et en particulier à fabriquer de la bile. De là, la décoloration des matières fécales, leur putréfaction, leur fétidité, et la distension des anses intestinales par des gaz.

L'ictère dans ces conditions est presque irréalisable, alors même que les conduits excréteurs de la bile seraient comprimés et obturés (1).

Caractérisée par l'absence d'ictère, et par la décoloration des matières fécales, l'acholie marque le développement d'une affection hépatique grave et si elle est loin d'appartenir en propre au cancer massif, elle permet au moins de le différencier du premier coup d'un certain nombre d'affections hépatiques, et spécialement de la cirrhose hypertrophique de M. Hanot.

Outre les perturbations intestinales qui résultent de la diminution ou de la suppression de la fonction biliaire, le cancer massif détermine dès son apparition un certain nombre de troubles digestifs qui s'accentuent à sa période d'état. L'anorexie devient complète ; la langue se charge d'un épais enduit blanchâtre ; les digestions sont lentes, accompagnées de pesanteur stomacale et de flatulence. La constipation est habituelle. Les vomissements sont rares et peuvent être alimentaires, bilieux ou même exceptionnellement sanglants.

Les douleurs se réduisent souvent à une simple sensibilité à la pression de l'épigastre et de l'hypochondre droit. Parfois, elles acquièrent une vive intensité, et se présentent sous la forme de crises spontanées ou provoquées par la palpation, occupant les régions stomacale et

(1) Dans le cancer nodulaire primitif, au contraire, il y a de l'ictère ou au moins du subictère dans les deux tiers des cas.

hépatique d'où elles s'irradient vers l'épaule droite. Il nous semble naturel d'établir une corrélation entre la rareté de la périhépatite d'une part, et la rareté de l'ascite et des crises douloureuses d'autre part. Dans le cancer nodulaire, où la périhépatite est commune, l'ascite et la douleur sont plus fréquentes que dans le cancer massif.

Les urines sont diminuées de quantité et descendent au chiffre de 500 à 600 grammes par jour. Aux approches de la mort, leur émission devient plus rare encore, et leur chiffre peut tomber à 200, 100 et 50 grammes. Elles ne contiennent jamais d'albumine. L'urée était considérablement diminuée dans l'unique fait où elle a été dosée. Son taux, après avoir été de 4 puis de 2 grammes par vingt-quatre heures, s'est abaissé à 1 gramme et même à 50 centigrammes. Il est indubitable, depuis les recherches de M. Albert Robin (1), que l'inanition à laquelle les cancéreux sont voués habituellement est la cause essentielle de l'abaissement du chiffre de l'urée urinaire dans le cancer. En raison de la chute excessive du taux de l'urée dans le cas auquel nous faisons allusion, on pourrait supposer cependant, en s'appuyant sur les travaux de Murchison (2), de M. Charcot (3) et de M. Brouardel (4), que la destruction du foie, source importante de l'urée, a pu contribuer pour une certaine part à sa disparition presque absolue des urines.

(1) A. ROBIN. L'urée et le cancer. *Gazette médicale de Paris*, 1884, p. 385.
(2) MURCHISON. *Leç. cliniq. sur les maladies du foie.* Edit. franç. 1878, p. 542.
(3) CHARCOT. Leçons. *Prog. médic.* 1876, p. 409.
(4) BROUARDEL. L'urée et le foie; variations de la quantité de l'urée éliminée dans les maladies. *Archiv. de physiologie*, 1876, p. 373.

La respiration, dans le cancer massif, est tantôt normale et tantôt gênée par suite de l'hypertrophie du foie. L'examen méthodique du thorax révèle au niveau de la base droite un certain nombre de modifications précédemment signalées, qui pourraient faire croire à l'existence d'un épanchement pleurétique.

La température demeure physiologique ou parfois atteint le soir 38°, 39° ou 39° 5. Le pouls reste normal le plus souvent ; dans quelques cas, il s'accélère un peu ou devient irrégulier. Le cœur, par exception, peut offrir un léger souffle systolique à la pointe.

II

L'évolution du cancer massif est toujours rapide et progressive.

Dans certains cas foudroyants, il amène la mort en un mois ou un mois et demi ; le plus souvent sa durée est comprise entre trois et cinq mois ; parfois, il se prolonge pendant six ou sept mois.

Le foie augmente de volume jusqu'à la fin, tout en conservant sa surface lisse et sa dureté ligneuse (1). L'ictère n'apparaît point. Les troubles digestifs restent stationnaires ou se prononcent davantage sans changer de caractère. Les urines diminuent de quantité. La pâleur, l'amaigrissement, la faiblesse font des progrès rapides.

---

(1) Quelques auteurs ont insisté sur l'apparition, à la phase terminale du cancer hépatique, d'adénopathies cancéreuses cervicales et inguinales. Dans une seule de nos observations de cancer massif, l'engorgement cancéreux des ganglions sus-claviculaires droits est noté.

L'œdème cachectique se montre aux malléoles, et parfois envahit les jambes, les cuisses et le scrotum. La diarrhée et la phlegmatia alba dolens peuvent alors faire leur apparition.

La mort survient dans la cachexie, après une longue agonie, pendant laquelle le malade conserve toutes ses facultés intellectuelles. Dans les derniers jours, parfois, la fièvre s'allume, ou bien le délire apparaît, bruyant et agité, ou bien, enfin, l'intelligence et le sentiment s'éteignent pour faire place à la prostration et au coma précurseurs de la mort.

DIAGNOSTIC

Le diagnostic du cancer massif ne peut être solidement établi pendant la première période de la maladie. Les modifications de la santé générale, les troubles digestifs et les symptômes douloureux que les malades éprouvent à cette période appartiennent en effet aux lésions les plus diverses des viscères abdominaux et ne sont nullement caractéristiques de l'atteinte organique du foie. Tout au plus pourrait-on fonder quelques présomptions sur la précocité de l'anémie, sur la ténacité des troubles digestifs, et sur le siège des sensations douloureuses.

A la période d'état, les probabilités se changeront le plus souvent en certitude, si l'abondance de l'ascite, si la tension et l'épaisseur des parois abdominales ne viennent point masquer l'état de la glande hépatique. Le diagnostic reposera alors sur la réunion des symptômes suivants : anémie rapide et profonde, hypertrophie lisse du foie, absence d'ictère et le plus souvent d'ascite, perturbation des fonctions digestives, sensibilité ou endolorissement de la région hépatique.

Le cancer primitif nodulaire, outre qu'il détermine presque toujours l'hypertrophie noueuse ou marronnée du foie, s'accompagne le plus souvent d'ascite et d'ictère.

Le cancer primitif associé à la cirrhose peut être massif, dans ce cas il engendre les symptômes du cancer massif, auxquels s'ajoute l'ascite due à la cirrhose ; il peut être nodulaire, et alors le foie se montre diminué de volume comme dans la cirrhose, ou bien augmenté de volume et noueux comme dans le cancer nodulaire.

Le cancer secondaire engendre l'hypertrophie noueuse du foie, et peut être confondu, non avec le cancer massif, mais avec le cancer nodulaire primitif.

Le cancer des voies biliaires occupe la vésicule ou les conduits : si la vésicule est atteinte, la région hypochondriaque apparaît soulevée par une tumeur circonscrite qui ne peut donner l'idée d'un cancer massif ; si les conduits sont le siège de la néoplasie, l'ictère ne tarde pas à se manifester, et aucune tumeur ne devient généralement appréciable à l'examen du ventre.

Le sarcome primitif du foie, et en particulier le mélanosarcome primitif, ainsi que l'endothéliome primitif sont trop rares pour que l'on puisse songer à leur possibilité. S'ils se présentent sous la forme infiltrée, ils peuvent simuler de tous points le développement du cancer massif.

Le sarcome secondaire (fibrosarcome, myosarcome, ostéosarcome, lymphosarcome, mélanosarcome), se présente presque toujours comme le cancer secondaire sous la forme de nodosités disséminées au sein du parenchyme hépatique et à sa surface ; par exception, il peut infiltrer le foie tout entier qui s'hypertrophie en demeurant lisse ainsi que lorsqu'il est atteint de cancer massif. Dans ces conditions le diagnostic sera fait exclusivement d'après la connaissance de l'existence ou de la non-existence d'une tumeur sarcomateuse primitive de la choroïde, du tissu cellulaire ou de tout autre tissu d'origine mésodermique. L'on n'oubliera pas en particulier que le sarcome primitif de la choroïde a une grande tendance à repulluler dans le foie, et que le mélanosarcome secondaire du foie peut apparaître plusieurs années après l'extirpation du globe oculaire atteint primitivement par la néoplasie.

Les cirrhoses hypertrophiques offrent avec le cancer massif plusieurs signes communs. L'hypertrophie lisse du foie, et l'absence d'ascite, appartiennent à la fois au cancer massif et à la cirrhose hypertrophique avec ictère. Mais outre que la cirrhose d'Hanot a une évolution lente et qu'elle est longtemps compatible avec un état général satisfaisant, elle s'accompagne toujours de polycholie et d'ictère.

La cirrhose hypertrophique graisseuse, par son début insidieux, puis sa marche rapide, par l'hypertrophie lisse du foie et l'absence d'ascite qui la caractérisent se rapproche cliniquement du cancer massif; mais la maladie d'Hutinel-Sabourin survient dans des conditions étiologiques spéciales, elle s'accompagne bientôt d'un subictère qui manque absolument dans le cancer massif, et se termine souvent par des phénomènes semblables ou identiques à ceux de l'ictère grave.

L'intoxication paludéenne, la syphilis, le diabète, la lithiase biliaire peuvent engendrer diverses formes de cirrhose hypertrophique, que leur marche lente, unie à la connaissance des antécédents et des symptômes concomitants, ne permettra pas de confondre avec le cancer massif.

Dans la leucocythémie, on peut voir survenir une hépatomégalie lisse, sans ictère, et sans ascite, marchant de pair avec une décoloration progressive des tissus, comme dans le cancer massif. Mais l'apparition de ces accidents est lente, l'hépatomégalie s'accompagne d'une splénomégalie considérable et de troubles divers dont l'examen du sang pourra seul donner la clef.

La dégénérescence amyloïde du foie occasionne l'hypertrophie lisse de cet organe, sans ictère et sans ascite, et se montre inséparable d'un état anémo-cachectique. Mais à l'origine de la dégénérescence amyloïde se trouve toujours une carie, une nécrose, une suppuration intarissable; la marche de la maladie est lente; la douleur fait défaut, les troubles digestifs sont peu marqués; la rate est augmentée de volume; l'albuminurie est constante.

Les kystes hydatiques n'amènent point une tuméfaction générale du foie, mais une saillie plus ou moins limitée ; ils n'offrent point une dureté ligneuse ou pierreuse, mais donnent une sensation de rénitence et parfois de fluctuation; les troubles digestifs qu'ils causent sont moins accentués que ceux du cancer massif; ils ne produisent qu'au bout d'un temps très long, des modifications sérieuses de la santé générale.

En résumé, le cancer massif revêt une physionomie

particulière qui doit en permettre le diagnostic, et s'il a fréquemment été méconnu pendant toute la durée de son évolution, c'est que les signes qui trahissent son développement sont ignorés du plus grand nombre des médecins.

RÉSUME

Le cancer primitif du foie se présente sous deux formes, la forme massive et la forme nodulaire.

Le cancer nodulaire primitif ne peut être différencié du cancer secondaire d'après le seul examen macroscopique du foie.

Le cancer massif représente au contraire la forme véritablement caractéristique du carcinome hépatique primitif.

A l'examen extérieur, le foie qui en est le siège n'offre ni la déformation, ni les bosselures que l'on a l'habitude d'assigner au carcinome de ce viscère. Il apparaît hypertrophié dans ses différentes parties constituantes, ou plus particulièrement dans un de ses lobes ; sa surface reste lisse et sa forme reproduit celle de la glande hépatique normale ; sa coloration ne se modifie point ou devient par places jaunâtre ou marbrée.

Il faut sectionner l'organe malade selon son grand axe pour bien juger de la nature et de l'étendue des lésions qui l'occupent. Il apparaît alors dans sa presque totalité transformé en une masse néoplasique de consistance molle ou lardacée, fournissant par le raclage une quantité variable de suc cancéreux. Le lobe hépatique droit est le lieu d'élection de cette masse, qui y reste limitée ou qui simultanément s'étend au lobe carré, au lobe de Spiegel, et au lobe gauche. Dans la majorité des cas, la masse cancéreuse s'avance jusqu'à la capsule de Glisson. Parfois elle en reste uniformément séparée par une mince bande de tissu sain qui lui forme une sorte d'enveloppe ou d'écorce.

Les ganglions auxquels aboutissent les lymphatiques ascendants et descendants du foie subissent fréquemment la dégénérescence cancéreuse. Les nodosités secondaires font défaut dans la majorité des cas. La périhépatite et l'ascite sont rares. La splénomégalie est habituelle.

Histologiquement le cancer massif ne diffère point du cancer nodulaire primitif. C'est un épithéliome qui procède des cellules hépatiques et qui selon la disposition du stroma conjonctif, disposition à laquelle est subordonné l'arrangement des éléments épithéliomateux, revêt le type alvéolaire, le type trabéculaire ou tubulé (adénome des auteurs) ou enfin le type trabéculo-alvéolaire.

Le cancer massif est plus fréquent chez l'homme que chez la femme, et survient à l'âge moyen de la vie ou dans un âge avancé. Il est presque toujours en relation avec l'abus des boissons alcooliques.

Son développement s'annonce par la suppression de l'appétit, l'apparition de troubles dyspeptiques et parfois de phénomènes douloureux, en même temps que par la diminution des forces, l'amaigrissement et la décoloration des téguments.

Le foie augmente de volume, soulève les fausses côtes dont il dépasse le rebord, et présente à la palpation une surface lisse et résistante. L'ascite apparaît rarement, ainsi que la dilatation des veines abdominales sous-cutanées. Les vomissements et l'ictère font presque constamment défaut. L'acholie et l'abaissement du taux de l'urée urinaire trahissent la suppression des fonctions de la glande hépatique.

La peau et les muqueuses deviennent d'une extrême pâleur, l'émaciation et la faiblesse atteignent les dernières limites, les malléoles s'œdématient, et la mort survient d'un à sept mois après le début des accidents.

En fait, le cancer massif revêt une physionomie particulière qui doit en permettre le diagnostic, et s'il a fréquemment été méconnu pendant toute la durée de son évolution, c'est que les signes qui marquent son développement sont ignorés du plus grand nombre des médecins.

TABLE DES MATIÈRES

Paris. — Typ. Georges Chamerot, 19, rue des Saints-Pères, — 19345.

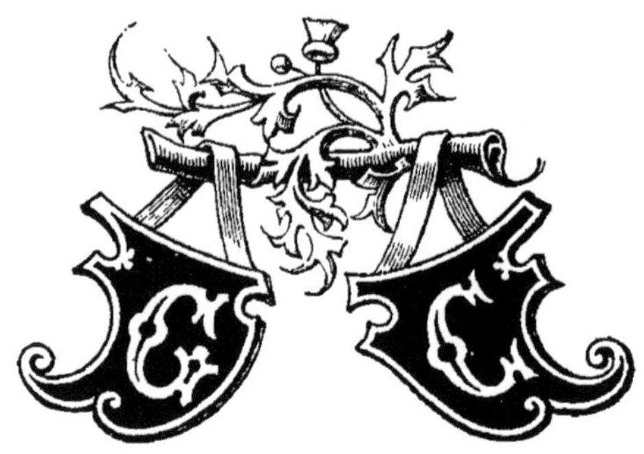

Paris. — Typographie Georges Chamerot. — 1935.

9 782019 943936